リンパを流して体と心を整える

年を重ねて美しくなる人の暮らし方

信州大学名誉教授
大橋俊夫

廣済堂出版

まえがき

「美しい女性」と聞いたとき、私たちはさまざまな女性の姿を想像します。美しさの物差しは人によっていろいろありますから当然のことですが、でも、「年を重ねても、美しい女性」と聞くと、私たちの想像にそんなに大きな違いはないのではないでしょうか。

なぜなら、そのような女性の美しさは、おそらく性別を問わず共通して描く美しさであり、それこそが、美しさの本質であるからだと私は思っています。「美しい女性」は数多《あまた》いても、「年を重ねるほど美しい女性」には、なかなかお目にかからない。だからこそ、女性はそういう女性に憧れるのでしょう。

でも、誰もが年を重ねるほどに美しくなれるのかと言えば、残念ながら、決してそうではないようです。

若いときの肌はみずみずしく輝き、髪も豊かにあります。若さというエネルギーがある分、全身からみなぎる活力も、美しさにひと役買っているでしょう。

でも、誰もが知っているように、その若さは永遠ではありません。年とともに顔にはシワが刻まれますし、髪も艶を失っていきます。

そういう実感は、突如《とつじょ》として襲ってくるもので、そういうときにアンチエイジングという言葉を聞くと、つい「若返り」を期待して飛びついてしまうという女性も少なくありません。

でも、いつまでも若さにしがみついていたところで、時間は止められません。「40歳を過ぎたら、自分の顔に責任をもて」という言葉がありますが、それまでの生活習慣や考え方は、年を重ねるに従って、どうしても顔に出てくるものです。

この違いが、まさに年を重ねるほどきれいになる人か、そうではないかの違いではないでしょうか。

本書は「女性の美しさ」について書いていますが、私は美容という言葉には抵抗を感じていますので、表面的な美しさを書くつもりはありません。必要以上にお化粧をしたり、外科的手術を施《ほどこ》したり、またストレスを抱えながらもダイエットして痩《や》せることが美しさではないからです。

本来の美しさとは、心身ともに健康であること。そして生き生きとした人生を歩むことにあるのだと私は信じています。

そういう人の顔に刻まれたシワは、とても魅力的です。それこそが、年を重ねるほどに美しい女性の姿だと思っています。


私が長年にわたって研究してきた生理学という分野は、人間のなかに存在する理《ことわり》を解明していく学問であり、また心や体のすべての現象を解き明かしていく学問です。だからこそ生理学は「医学の母」と言われています。

女性が美しく、生き生きと人生を謳歌するためには、どのような方法があるのか。医師として具体的にその方法を論じながらも、最終的には「美しく生きる」ということについて考えてみたい。世間一般の「美しさ」などに惑わされることなく、自分自身が満足できる人生を見つけてほしい。そんな願いを込めて本書を書くことにしました。

そして何よりも、医学的、科学的な根拠に基づいた内容だけを、読者のみなさんに提示したいと考えております。「誤った美しさ」や「勘違いの美」に導くことは、医師としては絶対にしてはならない。そうした私の哲学を心に留めながら、本書を読み進めていただければ幸いです。

あなたが自分らしい美しさに気づき、未来へと続く心身の美しさを手に入れるためのコツを、本書から見つけていただけることを、心から願っております。

年を重ねて美しくなる人の暮らし方

リンパを流して体と心を整える――目次

第1章　「生活習慣」――免疫力を高める暮らし方

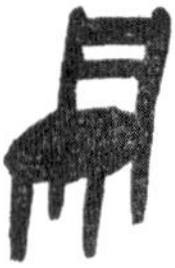

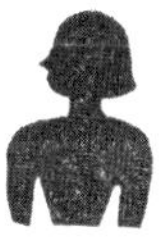

第３章　「食事」――年齢とともに変えていく

第1章

「生活習慣」――免疫力を高める暮らし方

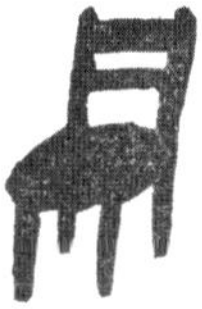

リンパを流せば、体と心が整うわけ

私たちの体は、60兆個もの細胞と、さまざまな臓器によってつくられています。それらすべてが連動して、私たちの健康は維持されています。

そのなかのひとつに不具合が生じたとしても、ロボットのように部品を交換すればいいということではありません。

たとえば、右足の足首を捻挫《ねんざ》したとします。不具合が生じたのは右足首というたった1か所だけですが、では、それ以外のところは正常な機能を保っていけるのかと言えば、そうとは言えません。足首を捻挫したことによって、その部分をかばって歩くことになりますから、右ひざや太ももにも負担を強いることになります。また、不具合のない左足にも悪い影響を及ぼします。

やがてその影響は腰にも広がり、ついには体のあちこちに痛みを覚えるようになるでしょう。

そればかりか、たった1か所の右足首の捻挫が、心にも飛び火します。

痛みによって気分は沈みがちになったり、外出を控《ひか》えたりすることで、活力を奪われることもあります。毎日の作業にも痛みがついてまわりますから、ついイライラしてストレスを抱えてしまうことにもなります。

こうして鬱陶《うっとう》しい日々を過ごすうちに、心の病にまで発展することもあるかもしれません。


つまり、私たちの体と心は、つねに連動しながら働いているということです。

このように体と心を解き明かしていくなかでも、私はリンパ循環を専門としてきました。リンパは体内の老廃物の回収と排泄《はいせつ》、ウイルスや細菌の抗体をつくるなどの働きをしています。体を正常に保とうとする免疫機能を司《つかさど》るリンパを意識することは、体と心を正常な状態に整えることにもつながっていくのです。

リンパを流して免疫力を高める

私たちは、実はとても多くのウイルスや細菌に包まれて生活をしています。どんなに部屋のなかをきれいに掃除しても、すべてのウイルスや細菌を排除することは不可能です。

食物のなかにも多くのウイルスや細菌が住んでいますし、1歩外に出れば、どんなウイルスや細菌が待ち受けているかもわかりません。

そういう環境のなかで暮らしていながら、私たちの体は自然に菌に対しての抗体を身につけていきます。

これを「獲得免疫」と言いますが、もし獲得免疫がまったくなければどうなるか。マウスを生まれながらに無菌状態で育てると、そのマウスはすぐに死んでしまいます。どんな弱いウイルスや細菌にも対抗することができないからです。

100%無菌の環境など、この地球上には存在しませんから、私たちは生きている限り、ウイルスや細菌とともに暮らしていかなければなりません。

また「自然免疫」と呼ばれるものがあります。

これは私たちが生まれながらにもっている免疫です。わざわざ外からとり入れなくても、すでに備わっている免疫力が私たちにはあります。

あなたの周りに「私は風邪など引いたことがない」と豪語する人はいませんか。たとえ風邪を引いたとしても、薬など飲まなくてもすぐに治ってしまう。世のなかにはそんな人がいるものです。

おそらくそういう人は、自然免疫力がとても高いということでしょう。

一方で、一度風邪を引くと治りにくかったり、忙しい毎日で肌がボロボロになったりと、「最近、免疫力が低下している……」と実感している人もいます。

どうしてこのように自然免疫力が高い人、低い人がいるのでしょう。

この原因は医学的になかなか解明することはできませんでしたが、ここ数年になって、自然免疫力とリンパの流れには、因果関係があることがわかってきました。

ひと言で言うなら、リンパの流れが良くなることで、自然免疫力は高まる、ということです。

リンパを流せば健康になる。健康を獲得する手がかりになるのです。

足のむくみは「体を休めて」というサイン

「夕方になると足がむくんでつらい……」

これは多くの女性が抱えている悩みの種です。夕方になると靴が窮屈《きゅうくつ》になったり、あるいは足が太くなったような気がする。それだけで、退社後に予定していたせっかくのお楽しみも台無しです。

でも、こうした足のむくみは「サイン」でもあります。

どういうことかというと、水は上から下に流れるように、リンパ液も長時間立っていれば、自然と足にたまってしまいます。これは人間が二足歩行をはじめたときからの宿命です。

夕方になって足がむくむのは、リンパが正常に流れていないよ、そろそろ体を休めたほうがいいよと知らせてくれている、いわば疲労のサインというわけです。

リンパの流れが悪くなると、細胞の周囲に老廃物がたまってしまうので、健康を保つためにもリンパの流れは大切なのです。

この足のむくみは、ふくらはぎの筋力量と関係しています。ですから男性よりも女性のほうがむくみやすいとされていますが、リンパ液はふくらはぎの筋肉によって、上へと押し上げられているのです。

これをふくらはぎのポンプ作用と言います。**ふくらはぎの筋肉が少ない女性は、手で揉《も》んでポンプ作用を行えばいいわけです。**

あるいは、意識してふくらはぎの筋肉を使ってみましょう。爪先立ちを行ってみるだけで、足の疲れはほぐれるものです。

いちばん効果的なのは、横になってしまうことです。

家に帰ったら、思いっきり横になってみましょう。ソファに座るのではなく横になってみる。お行儀は良くないかもしれませんが、テレビも横になって見る。

せっかく体がサインを送ってくれているのですから、その忠告に素直に従うことです。

私たちの体は、本来、マッサージなどをしなくても7～8時間も眠るだけで、翌朝にはむくみはさっぱりととれるようにできています。

でももし、むくんだ箇所を指で強く押してみて、数分もくぼみが治らない状態であれば、医師の診断を仰いでください。何らかの疾患からむくみが出る場合もあります。

今日の体調がわかる方法

「今日は何となく体調がすぐれない……」「今日は絶好調だ！」というように、朝起きると、誰もが自分の体調を感じるものです。前日にハードな仕事をしたり、あるいは深酒をしたなど、不調の原因がはっきりしているときもあれば、十分に睡眠をとったにも関わらず、体調がすぐれない日もあります。

この日々の体調は本人しかわからないことです。病院でいくら「今日はいつもより体調がすぐれないのです」と言っても、とくに疾患が見つからなければ医師はどうすることもできません。

人間の体は、シーソーのように揺れています。つねに一定のところに留まっているわけではありません。

血圧ひとつとってみても、毎日ぴったり同じ数値を示す人はいませんよね。１日という単位のなかでも、つねに移ろっています。

この揺らぎは、自動車のハンドルと同じようなもので、ある程度の「遊び」があればこそ、私たちの体はバランスを保つことができるのです。

体調がすぐれない日が続けば、それは何らかの病気ですが、かと言って毎日がいつも絶好調という人もいません。いい日もあれば悪い日もあります。

ただし、日々の体調を自分自身が把握しておくことは大切なことです。自分の体の声に耳を傾けることは、健康管理につながるからです。

そのためにも、たとえば毎朝、出勤をするときに、駅の階段を1段飛ばしで上がるようにしてみてください。おそらく心臓はドキドキするでしょう。息も多少は切れるかもしれません。

毎日、これを続けていると、すぐに心臓のドキドキが収まる日もあれば、なかなか収まらない日もあることがわかります。いつも以上に息がハアハアする日にも気づくでしょう。そういう「今日の自分の体の状態」を知っておくことです。

どんなことでもかまいませんから、自分のその日の体調を図る基準をもっておくことが大切です。

それを知っておくと、今日一日をどう過ごすのかも自然と見えてきます。張り切って立ち働くか、ほどほどにを心がけて過ごすのか。

よく、「何ごとも無理はしないほうがいい」と言いますが、どの程度が自分の「無理」なのかが、きちんと意識できるようになります。

お化粧のノリが良い、悪いということでもいいでしょう。他人にはわからなくても、本人にはその差がわかっている。本人にしかわからない小さな体の変化に目を向ける。それが体調管理の基本なのだと思います。

階段と坂道は、喜んで上る

リンパ液は血液にたまった老廃物を回収するために、つねに体のなかを流れています。血液は40秒というスピードで全身を1周しますが、リンパが体内を1周するには約7～8時間かかります。とてもゆったりとした流れで全身を巡っているわけです。

このリンパの流れが悪くなると、血管のなかに老廃物がたまってしまいますから、リンパを正常に流すことは、健康を維持するためにも不可欠なことです。

そのためにも、ふくらはぎの筋肉がポンプとなって、リンパを下から上へと押し流していることを述べました。前項で紹介した階段を1段飛ばしして上がるという動作は、体調管理だけではなく、リンパの流れにもとても良い影響を及ぼします。

ウォーキングが健康にいいと言われていますが、実は平地を歩くだけでは足に負荷はかかりません。もちろん、歩かないよりは良いのですが、リンパを流すという視点から見れば、**ウォーキングよりも階段の上り下りのほうが、圧倒的にふくらはぎの筋肉は活性化されます。**

実際に階段を1段飛ばしで上がってみてください。ふくらはぎ全体の筋肉が動くことがわかるはずです。

坂道も同じです。坂道や階段を嫌がる人は多いと思いますが、リンパを流す絶好の場であると考えてみてください。

通勤の人たちを見ていると、朝は比較的階段を利用する人が多い。ところが夕方の時間になると、多くの人は並んででもエスカレーターに乗ろうとします。一日の仕事を終えて疲れているのですから、階段を使いたくない気持ちはわかりますす。しかし、実はリンパの視点からすれば、その行動はさかさまなのです。

朝は目覚めたばかりですから、前日に足にたまっていたリンパ液はすっかり回収されています。ですから、わざわざ階段を上って負荷をかけなくても、リンパはきれいに流れています。

ところが、夕方になれば足にはリンパ液がたまってむくんでいますから、そんなときにこそ階段を使って、ふくらはぎに負荷をかけたほうがいいわけです。

疲れているのにわざわざ階段を上るなんて……。と思う気持ちもわかりますが、**あえて階段を使うことで、実は体の疲れがとれることもあるのです。**

会社の帰りにこそ、あえて階段を使ってみる。坂道を嫌がらずに、ふくらはぎに神経を向けながら歩いてみる。その習慣が美脚につながるかもしれませんよ。

朝の「温布摩擦」で一日を快適にはじめる

飲み屋さんや喫茶店に行くと、熱いおしぼりを出してくれることがあります。手を拭《ふ》くために出されるおしぼりですが、男性の多くは自然と顔を拭いています。そして拭き終ったあとには、何とも清々《すがすが》しい表情になっている。さすがに女性はなかなかできませんが、この行為には医学的な根拠があります。

人間の体温は、42度以上にならないようにできています。つまり42度がクリティカル・ポイント（臨界点）というわけです。ですから、38度くらいのお風呂に入れば温かいと感じ、40度くらいになると熱いと感じます。そして42度を超えれば、それは痛みに変わります。温かさと痛みは同じ神経回路なのです。

さて、飲み屋さんで出されるおしぼり。広げようとすると手のひらが熱いと感じるくらいですから、おそらく40度くらいの熱さでしょう。それで顔を拭くと、温かいを通り越して、熱さを感じることになります。

実はこの熱さこそが、交感神経の働きを高めていると考えられています。

顔には多くの毛細血管が流れていますから、熱めのおしぼりで顔を拭くと、一気に交感神経が緊張します。言い換えれば、目が覚めたような状態になるわけです。

仕事を終えた男性たちが、こぞって熱いおしぼりで顔を拭く理由は、気持ちをリセットできるからで、これがおしぼりの気持ち良さでもあるのです。

この手法は、自律神経失調症の治療にも用いられています。自律神経失調症は、交感神経と副交感神経のバランスが崩れた状態です。この神経のバランスが崩れると、不眠症になったり、感情のコントロールが難しくなるなど、さまざまな症状が出てきます。投薬などによって治療する方法もありますが、それよりも「蒸しタオル療法」を推奨する医師も多くいるのです。

昔の人は乾布摩擦を健康法として行っていましたが、この「温布摩擦」のほうが、交感神経の働きが活性化されるのです。

簡単な方法としては、タオルを軽く絞って、それを電子レンジで少し温めます。熱すぎると刺激が強すぎるので、体温よりも高い45～50度くらいが適温だと思います。

朝起きたら、それでまず顔を少し強めに拭いてみましょう。

時間に余裕があれば、背中やお腹、足の付け根などをマッサージするようにして拭いてみます。

このように全身を拭いて刺激を与えることで、リンパの流れを良くすることもできます。

すっきりとして、今日も頑張るぞという気持ちが出てくるだけでも、やってみて損はないのではないでしょうか。

平熱を知ることは、自分の体を知ること

私たち人間の体は、おおよそ36度台半ばの体温によって支えられています。36度5分の日もあれば、36度3分の日もあるでしょうが、これくらいの体温によって細胞が正常に働くようにできています。

ところが女性のなかには、平熱がとても低い人がいます。35度半ばくらいしか体温がないという女性も、ずいぶんといるようです。若いころはそれでも何とかなりますが、年齢を重ねるうちに免疫力も低下してくることは間違いありません。

平熱が低い原因は2つの理由が考えられます。ひとつは、単純に栄養不足です。体温は食べ物を燃焼させることで維持されています。ですから、体温が低いという女性の多くは、体のなかに燃やすものが足りないのです。

行き過ぎたダイエットによって、体に食物をとり込まない。あるいは太るからという理由で、油の摂取を必要以上に控える。これらが原因となって、体温を下げているわけです。

とくに油は健康にとって悪役のように思われていますが、適度な油をとり込まなければ人間は生きてゆけません。過度にとることはもちろん控えなければいけませんが、**極端に油の摂取を控えることは、さまざまな疾患を生み出す要因となるのです。**

平熱が低いと感じている人は、まずは日ごろの食生活を顧《かえり》みてください。1日にきちんと3食の食事をとっていますか。適度な脂分を摂取していますか。睡眠も十分にとっていますか。

ごく当たり前の生活さえしていれば、平熱が35度台になることなどありません。正常な平熱は、生活を見直すことで改善することができます。

もうひとつの原因として考えられるのが、甲状腺ホルモンの異常です。体の代謝をあげるためのホルモンは、甲状腺から分泌されています。甲状腺の働きが悪くなれば、体温は下がっていきます。これは生活習慣の問題ではなく病気ですから、早めに医師の診断を仰ぎましょう。

ちなみに甲状腺の病として知られるのがバセドー病です。これは甲状腺ホルモンが過剰に出るという病です。そうなると体温は上がりますが、今度は上がり過ぎて、脈拍が異常に早くなったり、大量の汗をかいたりします。

いずれにしても、日々の平熱には関心をもったほうがいいでしょう。自分が健康なときの平熱をよく知り、その揺れ具合に注意を向けてみましょう。神経質になることはありませんが、平熱が健康のシグナルとなっていることを意識してください。

お腹を温めると心も温まる

中国を中心とした伝統医学の「中医学」では、健康の基本は「温める」ことにあるといわれています。人間の体は冷やしてはいけない。温めることが基本であるということです。

年齢を意識しはじめたら、夏の暑い日でも、できるだけ冷たいものは避けたほうがいいのです。

内臓に冷たい飲み物が入ってくれば、体温を戻そうと、内臓は必死に活動をします。つまり内臓に負担を強《し》いているわけです。

20歳代まではすぐに回復する力をもっていますが、30歳を過ぎれば、なかなか負担は解消できません。

とくに胃腸を冷やし続けていると、必ずそのつけはやってきます。お腹を冷やしてはいけないことは、昔から言われ続けてきたことなのです。

お腹を温める効果は、体ばかりではありません。たとえば、赤ん坊は夕方から夜にかけて泣くことが多々あります。夜泣きに母親は悩まされることでしょう。赤ん坊はどこかが痛くて泣いているのではなく、辺りが暗くなって、ただ不安を感じて泣いていることも多いのです。

そんなときには、赤ん坊のお腹をさすってあげます。母親の手の温《ぬく》もりをお腹に感じることで、不安感は薄らいでいきます。ほとんどの赤ん坊は、数分もお腹をさすってあげれば泣きやむものです。

実は、これは大人になってからも変わりません。ある中学の保健室の先生からこんな話を聞いたことがあります。

授業にも出ず、たびたび保健室に通ってくる男子生徒がいました。やんちゃな生徒で、ほかの教師も手を焼いていました。何が原因で心が荒れているのかわかりませんが、そういう生徒はどの学校にもいるでしょう。

その男子生徒が保健室にやってくると、その保健室の先生は何を言うわけでもなく、まずベッドに寝かせて、適温に温めた湯たんぽをお腹に当ててあげるそうです。

温かい湯たんぽをお腹に抱いて横たわっていると、しばらくすると、その生徒から言葉が出てくるようになるそうです。

「先生、ちょっと聞いてくれる?」

と生徒が心を開いてくる。そのときの彼の表情からは、攻撃的なものはすっかり消え失せているそうです。

お腹を温めることは、人間として安心感を抱くことにもつながるのです。

もし、体が冷えていると感じたとき、もしかすると心も冷えているかもしれません。そんなときには、自分の手をお腹に当ててみてはいかがですか。会社のお昼休みにも簡単にできることです。長い長い人類の経験が、温めることの効用を見つけ出してくれたのです。

入浴前の5分が「きれい」をつくる

美しさというのは、心身ともに健康な状態にこそ宿っています。はつらつとしている女性は、容姿を超えてとても魅力的に見えるものです。

自分の体が健康かどうか、健全に機能しているかどうか、それを見極める簡単な方法があります。

それは、**汗をかいてみるということです。**

ふつう、汗は体に何らかの負荷がかかることで出てきます。ジョギングをすれば汗をかきますし、軽い体操をするだけでも汗をかきます。

このように、自分はどれくらいで汗が出てくるのか。どれくらいの汗をかいているのか。どれくらいの時間で汗が消えていくのかなど、自分の汗に目を向けることで健康状態はわかります。

現代社会は、どんどん汗をかかない方向に向かっています。移動するのは電車や車。真夏はクーラーが効いた社内で仕事をして、家に帰ってもすぐにエアコンのスイッチを入れる。そういう汗をかかない環境に身を置きながら、一生懸命にランニングに勤《いそ》しんでる。何とも不可思議な社会です。

ランニングがいけないというのではなく、わざわざそんなことをしなくても、汗をかくことは簡単にできるものです。

私がいちばんに勧めているのは、入浴前の5分間に、軽いストレッチをすることです。

このとき、水分をとってからはじめることが大切です。コップ1杯の水を飲んで、軽いストレッチをする。それだけでうっすらと汗をかいてきますから、その後にお風呂に入ってください。

たったこれだけのことで血液の流れが良くなり、結果としてリンパも流れるようになります。

よく雑誌などに「ぬるま湯に40分浸かって、ゆっくりと全身をもみほぐしましょう」というような話が載っていますが、現実的に毎日１時間も入浴にかけられる人は少ないでしょう。できても週末くらいではないでしょうか。でも入浴前の５分のストレッチは、誰にでもできます。

健康を維持するために大切なことは、毎日続けることです。入浴は毎日しますから、その前の５分を習慣にすればいいのです。

巷《ちまた》にあふれている健康法にすぐさま飛びつき、２日もすればやめてしまう。これでは何の意味もありません。

私はよく「健康を維持することは、日々の修行ですよ」とみなさんに言います。修行というと何だか厳しいように聞こえますが、たいそうなことをしなさいと言っているわけではありません。

自分ができる範囲で、1日にたった5分でもかまわないから、それを続けることが大事だと言っているのです。

はじめは三日坊主でも、また5日目にやりはじめればいい。やがて〝五日坊主〟になり、いつのまにか1年も続いている。それくらいの気持ちでいいのです。

私は現在、週に1度人間ドックの診察をしていますが、そこでも入浴前の「5分ストレッチ」を勧めています。

私の言う通りに続ける人もいれば、1日でやめてしまう人もいます。そのデータを追いかけていくと、明らかに入浴前の5分ストレッチをしている人のほうが、糖尿病などの疾患が少ない。医学的な実証はまだなされていませんが、汗をかくことの大切さは医師としても実感しているのです。

実は体の発汗機能は生まれてから5歳までに決まります。能動汗腺（汗を出す汗腺）の数は5歳までの環境によって決められます。つまり寒い地方で幼少期を過ごした人と、暑い地域で過ごした人では、汗のかき方が違うということです。
寒い地方で育ち、能動汗腺の数が少ない人は、暑い地域で暮らすようになっても、なかなか汗をかかずに熱が体にこもってしまいます。これはとても苦しいことです。反対に、能動汗腺が多い人は、少し体を動かしただけで大量に汗をかきます。「汗っかき」という言葉がありますが、それは生まれてから5歳までの環境によって決まるのです。

自分自身がどのような環境で幼少期を過ごしてきたか。自分は汗をかきやすい体質なのかそうでないのか。それを自分自身で知ることが大切です。

入浴前の5分ストレッチをしたときにも、汗のかき方は個人差がありますから、自分の体を知りながら健康維持を図ることです。そうして見つけた自分に合った〝健康修行〟を毎日やりましょう。健康も美しさも、一日で成ることはありえないのですから。

適度な中年太りは、健康の証拠

30歳代後半から40歳にかけて、少し体がふっくらとしてきたと感じる女性は多いでしょう。「運動が足りないのかしら」「食事量がとくに増えたわけでもないのに……」といろいろ悩み、スカートがきつくなったとか、パンツスタイルが恰好悪くなったと実感すると、とたんにダイエットを気にしはじめます。

これは一般的に言われる「中年太り」ですが、医学的に言えば40歳以降に太っていくのはごく自然なことです。

20歳代と同じ食事量でも、40歳ころになるとどうしても太ってしまうのは、胃腸の消化機能や新陳代謝が衰えていくのですから仕方がありません。若いころには200グラムのステーキを食べてもすぐに消化して、2時間もすればお腹はすっきりとしてくる。ところが消化機能が衰えてくると、いつまでも胃のなかにステーキがあるように感じます。

十分に消化されないまま大腸まで運ばれるので、そこに留まっている時間が長くなり、その結果、オナラの匂いが強くなったりもします。

新陳代謝が落ちてくることで、食べたものはエネルギーとして燃焼されないままに体のなかにたまっていきます。

これが「中年太り」のメカニズムですが、実はこれは健康の証《あかし》でもあります。

人間の体は、生きていくために栄養を蓄《たくわ》えようとします。もし飢餓状態に陥ったときにも、生きていけるだけのものを蓄えておこうとしますから、私たちは生きている限りは太っていく傾向にあるのです。少し太り気味のお年寄りのほうが長生きだというデータもあるのです。

とは言え、女性ですから、気にならないはずがありません。必要以上に「中年太り」を気にしないためにも「基準」を知っておきましょう。

一概には言えませんが、**おおよそは20歳のときの体重の1割増し程度が目安だ**

と私は考えています。

20歳のときの体重が50キロだとしたら、40歳にはだいたい55キロくらいです。多少の上下はあるでしょうが、おおよそそれくらいの増加を目安に考えておくといいでしょう。

もしそれ以上に増加し、60キロを超えるようなことになれば、そのときこそ健康のために食事や間食は控えることです。

一方で、「最近、痩せてきた」と感じる人は、喜んでばかりもいられません。つい太ることばかりが気になりがちですが、**実は痩せていくことのほうが注意が必要です。**

同じ食事量なら、だんだん太っていくのが自然の流れですから、それにもかかわらず、体重が減ってくるのは、何らかの疾患を抱えている可能性もあります。

20歳のころの体重より減っていませんか？

気にしすぎることはありませんが、週に1度くらいは自分の体重をチェックすることをお勧めします。

女性のなかには、ちょっと体重が増えると、すぐさまダイエットをはじめる人がいますが「最近、太り気味かしら」「この中年太りを何とかしなくては！」と気にしている人は、おそらくはそれ以上に太ることはありません。**自分の体の変化に目が向けられる人は、努力によって改善できる人だからです。**良くないのは、明らかに太ってきたのに、自分では太っていないと思い込んでいる人です。

極端な例を挙げると、精神を病んでいる人に共通していることがあります。それはみんな「自分は精神病などではない」と言うことです。

それと同じようなもので、自分自身を客観視できないことのほうが怖いことです。少しぽっちゃりとした自分の魅力を発見することも、また楽しいものです。

ムダ毛の処理で、皮膚感覚は鈍くなる

多くの女性は、手足やわきなどのムダ毛を気にしていて、なかには永久脱毛を施《ほどこ》す女性も見かけます。見た目が気になるのはわからないでもありませんが、できるならば体毛の処理には慎重になったほうがいいでしょう。

体のなかで「無毛部」と言われるまったく皮膚に毛が生《は》えていない部分は、手のひらと足の裏だけです。そのほかのすべての部分は「有毛部」です。人によって体毛の濃い薄いという個人差はありますが、ともかく毛で覆われているのが人間の体です。

人の体にはムダなものはひとつとありませんから、体毛にも意味があります。

役割のひとつは「皮膚感覚」という言葉に集約されています。

私たちは、肌に触れるか触れないかといった、撫《な》でるような触られ方をしたとき、思わずぞくっとします。強くさすられるよりも、スーッと触られたときのほうが何倍も感覚が鋭くなります。

これは「タッチングの生理学」と呼ばれているもので、リンパマッサージにはこれを利用しているものもあります。それによってリンパの流れが良くなることはありませんが、心地良いのであればそれもまたいいのかもしれません。

度重なる脱毛によって、こうした敏感な皮膚感覚は、少しずつ鈍くなっていってしまいます。

皮膚感覚は、このような快感につながるものだけではありません。生体防御のシステムとしての役割も果たしています。

たとえば皮膚にかく汗は、皮膚のシワのいちばん深い部分から出されています。それには理由があって、汗は体温調節の重要な役割を果たしますから、汗を出してもすぐに蒸発してしまうと、その役割が果たされません。

ですから、蒸発させないために、わざわざ皮膚のシワの深いところから出しているのです。

そして、たくさんの汗をかいたときには、不要な汗は毛の流れによって流されていきます。つまり体毛は、汗の通り道を自然につくってくれているわけです。

もしいっさいの体毛をなくしてしまえば、おそらく汗は流れる方向を見失い、気持ちの悪い感覚をもたらすことになるでしょう。あるいは汗がすぐに蒸発することによって、体温調節の役割も弱くなってしまいます。

さらにまた、生体防御システムが働かなくなることによっても、皮膚の感覚は鈍くなってくるでしょう。

たとえば夏の夜、蚊が１匹、腕にとまっても、私たちは気がつくことができます。これはまさにタッチングの生理学で、毛があるからこそ蚊１匹さえも敏感に察知することができるのです。

たしかに、水着などを着るときなどは、やはりつるつるとした肌でいたいでしょう。ときには処理をすることもいいと思いますが、永久脱毛という処置は医師としてはお勧めできません。

若いころには肌に脂分が十分ありますから、それによってばい菌などから皮膚は守られています。しかし、だんだんと皮膚の脂が少なくなったとき、体を守っている体毛は大切になってくるのです。

「ムダ毛」という毛は、私たちの体には存在しないのです。

仮眠は2時間。効果的に睡眠不足を解消する

睡眠の大切さはもうみなさんがご存じの通りです。人間は睡眠をとらなくては生きてはいけません。たしかに眠らなくても、体を横にしているだけでもリンパの流れは良くなります。リンパを流すという意味においては、睡眠がそれほど関連しているわけではありません。しかし私たちの体は、心も含めてすべての機能が連動して動いています。**睡眠不足で頭がぼーっとした状態は、活動量も減ってリンパの流れも悪くなり、体全体に老廃物がたまっていってしまいます。**

睡眠には「ノンレム睡眠」と「レム睡眠」があることはよく知られているでしょう。健康な人であれば、布団に入って横になっていれば、自然に睡魔はやってきます。そして次第に眠りが深くなっていきます。そして50〜60分のノンレム睡

眠が訪れます。

ノンレム睡眠は深い眠りをもたらし、周りで多少大きな音がしても目が覚めることはありません。

よく「寝入りばなに起こされると気分が悪い」と言われますが、まさに深い眠りに入っているときに起こされるのは、人間にとってはとても不快なことなのです。

ノンレム睡眠が60分も続くと、今度は比較的眠りの浅いレム睡眠がやってきます。これは大脳の皮質だけが休んでいる状態で、眼球はせわしく動いている状態です。夢を見るのは、この状態にあるときです。このレム睡眠に入っているときに起こされると、比較的すっきりと目を覚ますことができます。

このように、ノンレム睡眠とレム睡眠を繰り返しながら、私たちは眠っていますが、これは90分で1周期です。言いかえると、**睡眠のサイクルは90分ということです。**

これは世界中のどの民族にも共通したサイクルで、どんなに環境の違う地域で暮らしている民族でも同じです。人類が共通して身につけている人間のDNAに深く刻まれたものなのです。

このサイクルを知っていると、効果的に睡眠をとることができます。

たとえば夜勤の医師や看護師さんが仮眠をとるとき、だいたい2時間と決まっています。ベッドに入っていきなり眠りにつくことはなかなかできませんから、準備時間として30分をとり、睡眠サイクルの90分を足して2時間としています。

これは気持ち良く目覚めて、すっきりした頭ですぐに活動できるもっとも効果的な仮眠のとり方といえます。

一般的には、私たちは最低でも6時間の睡眠を心がけましょう。仕事が忙しくて3時間しか睡眠がとれない、徹夜しなければ、という日もあるかもしれませんが、睡眠時間が短く不規則な生活は、必ず体に変調をきたします。リンパの流れも悪くなりますから免疫力も低下し、疲労がとれることも遅く風邪も引きやすくなるのです。

太陽を浴びて質の良い睡眠をとる

最近、いわゆる睡眠障害に悩む人が増えています。夜、布団に入っても、なかなか眠りにつくことができない。やっと寝つけたと思ったときには明け方で、もう起きなくてはいけない。やがて慢性的な睡眠不足となって、昼間の仕事中に眠気が襲ってくる。ひどい場合には大切な会議の最中にもウトウトすることになる……。これでは正常な日常生活をおくることができません。

このような睡眠障害になる大きな原因のひとつは、日中に太陽の光を浴びないことにあると考えられます。

朝になって日が昇る。その太陽の光を浴びることでメラニンという睡眠物質が体のなかでつくられます。その睡眠物質がたまるので、夜になると私たちは眠くなってくるわけです。

ところが現代社会の生活を眺めれば、まずは外に出ている時間が昔より圧倒的に少なくなっています。一日中オフィスのなかにいれば、いつ夕方になったのかも気づきません。太陽の日差しというすばらしい贈り物に触れることなく、まるでドラキュラのような生活を過ごしている。これでは正常な睡眠物質は供給されません。

睡眠障害を抱えている人には、「とにかく日の光を浴びるようにしてください」と言うことしかありません。

実際に、規則正しい生活を送り、外で仕事をする人のなかに睡眠障害の人は少ないようです。このような症状はひと昔前には考えられなかったことです。

かつての日本人は、朝になれば起きて、日中は外で田畑を耕していました。疲れれば日陰で休息をとり、日が沈むと家に帰り、ゆっくりと湯につかる。そして腹八分目の食事をとれば、体は自然に眠るための準備をしてくれるのです。

こうしたリズムは、私たちの祖先が長い時間をかけてつくりあげてきたものです。このリズムが人間にとっていちばん良いことがわかっていたからこそ、延々と受け継いできたのです。まさしく先人たちが築き上げてくれた智恵です。

とは言え、今、誰もがそうした生活ができるわけではありません。オフィスに閉じ込められる日々の人も多いでしょう。

それでも、ちょっとした心がけで体のリズムをとり戻すことはできます。昼食はオフィスのデスクで食べるのではなく、時には近くの公園などに行って食べてみる。休日には意識して外に出かけるようにするなど、心がけ次第で良質な睡眠をとり戻すことができます。

ただし、年齢が高くなるにしたがい脳の細胞が少なくなるとともに睡眠物質が低下し、睡眠障害をおこす病気もあるので、その場合は専門医にご相談ください。

人生の３分の１は睡眠時間です。だからこそ、その３分の１の時間を大切にしなければなりません。**睡眠を大切にするということは、起きている時間を大切にすることと同じなのです。**

「若く見える人」と「若くあり続ける人」の違い

「年齢よりも若く見られたい」そんな願望をもっている女性は多いでしょう。40歳をとうに超えていても「お年は35歳くらいですか」などと言われれば、とても気分が良くなります。まるで自分を肯定されたような自信にさえつながります。

〝若く見られたい願望〟というのは女性の深層心理には根強くあるようです。

たしかに同じ年齢でも、若く見える女性もいれば、年齢よりも老けて見える女性もいます。

相対的に見れば、屋内で仕事をしている人より、外にいる時間が長い人ほど老けて見られることが多いようです。

農業や漁業などに従事している人を想像すればわかります。毎日太陽の光を浴びながら仕事をしているので、顔にはシワやシミが増えることはたしかです。髪の毛も傷んだりするでしょう。まめにお化粧を直したり、日焼け止めを塗り直す時間もない人もいますから、なおさらです。

一方で、都市部で生活する女性は、一見、若く見えたりするものです。お化粧を入念にする人も多いでしょうし、日焼けに気を遣い、お肌の手入れも欠かすことはありません。

しかし、一般論ではありますが、年を重ねるほどきれいになる人は、前者であるように思います。たしかに農家で働く女性は、年齢よりも年を取って見えるかもしれませんが、心身はどんどん健康になっていくからです。

たとえば長野県は70歳以上の就業人口が日本一です。夫婦が揃《そろ》って健在なのも長野県が1位です。

その理由は農業にあります。夫婦ふたりで小さな田畑を耕して生きている人が多い。そして長野は坂道が多いので、毎日自分の田畑に行くだけで、長い坂道を登ったり下ったりしなければなりません。

体を動かしていると気持ちも高揚しますから、このような生活は心身にすばらしく良い影響を与えていると考えられます。

また暑さや寒さも厳しい地域なので、四季を通して体の免疫機能も強くなっていきます。

結果として成人病の疾患にもかかりにくく、70歳を過ぎても元気に暮らしていくことができるのです。

一方で都市部で暮らす人たちは、表面的には若く見えるかもしれませんが、どこかに疾患を抱えている人が多いのではないでしょうか。

慢性的な腰痛や頭痛、自律神経失調症やうつ病、とくに病名がなくても長引く体調不良や筋力の低下など、きれいなお化粧の下には、さえない顔色が隠れていたりします。これではほんとうの意味での人間としての美しさが宿っているかは疑問です。

さて、どうしてこのような意地の悪いことを言うのかというと、今では平均寿命が90歳を超える時代に入ったからです。

私が医学生のとき、日本人の平均寿命は67歳でした。それは会社を定年退職してから十数年くらいなものです。その時代の医学は、67年間生きることを前提にした医学だったといえるでしょう。

しかし、今では平均寿命は90歳近くになり、１００歳を超えるお年寄りも珍しくなくなってきました。だからこそ、女性は「年を重ねても美しくありたい」と願うようにもなったのではないでしょうか。寿命が67歳の時代には考えられない発想でもあるのです。

せっかく長生きできるのなら、いつまでも美しくありたい。そう考えるのは女性として当然です。

日ごろの生活が、未来の自分にどんな影響を与えるのか。どんなつけが回ってきて、どんなことで救われるのかを考えなければいけません。

今が楽しければいい、今がラクならいい、今がきれいならいい、という発想ではなく、100歳の自分を考えた生活を心がけなくてはなりません。

30歳、40歳は、まだ人生の折り返し地点にも達してはいません。これからの人生のほうがはるかに長いのですから、十分に間に合います。

「若くあること」にとらわれていると、どうしても若さの比べ合いになってしまいます。

でもそれは比べる必要のないものです。比べるのではなく育《はぐく》む美しさを、自分自身のなかに見つける必要があるのではないでしょうか。

第2章

「腸」――「きれい」は腸でつくられる

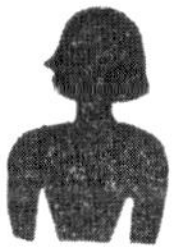

「腸は第二の脳」と言われるわけ

小腸や大腸について、いったいどれくらいの人が日ごろ意識をしているでしょう。心臓はドキドキすれば心配になったりします。肺は呼吸に関わってきますから、少し不調を感じれば気になります。胃も食べ過ぎればムカムカしたり痛みがあったりサインを出してくれますので、比較的意識が向く臓器といえるでしょう。ところが腸という臓器については、なかなか日ごろから意識をすることが少ないのではないでしょうか。

下痢や便秘をすることはあっても、市販の薬を飲んでごまかしてしまう。そんな人が多いと思います。腸は放っておいても働いてくれる。そんな感覚でいるようです。

しかし「腸は第二の脳」と言われるほど、すべての生物にとって、とても重要

なものです。

腸こそが生命体の起源だと言う科学者もいるほどです。

実際、腔腸《こうちょう》動物といわれるクラゲやイソギンチャクなどは、脳はなくても腸はあります。

腔腸動物は生命を維持するために、脳で考えて栄養素を摂取しているわけではありません。さまざまな栄養素を体にとり込み、それらを腸が認識しながら栄養をとっています。つまり脳で考えているのではなく腸が考えているのです。これが「腸は第二の脳」と称されるゆえんです。

腸の重要な仕事のひとつは、栄養素を全身に行き渡らせることです。ところが口から入ってくるものが、すべて体のために良いものだとは限りません。体にとって不要なもの、時には害を及ぼすものも入ってきます。時には体の細胞を攻撃するウイルスや細菌も入ってきます。

腸は自分の体にとって、どれが有益なのか、害を及ぼすものなのかを選別し、

そして有害物質と戦うための戦術を考えてくれるわけです。

腸内細菌は、そんなさまざまな侵入物と戦うために存在しているのですが、その数何と100兆個。人間の細胞の数は体重が60キロの人で約60兆個といわれています。本来人間をつくっている細胞よりも、腸内細菌の数のほうがはるかに多いのです。腸内細菌の重さは約1キロにもなります。

腸は、私たちが意識しないところで休むことなく栄養素を吸収し、外部からの敵と戦ってくれている、何とも健気《けなげ》な臓器なのです。

腸のリンパが体の情報を全身に伝えている

腸には、もうひとつの重要な役割があります。

それは体のなかの水分量を調節する働きです。体の水分が失われれば、どんな生物でも生きていくことはできませんから、その水分をいかに体内に維持していくかが重要です。

たとえばオタマジャクシには大腸がありませんが、オタマジャクシからカエルになると、大腸ができます。なぜかというと、オタマジャクシは水のなかで生きていますから、いつでも水分を補給することができます。不要になった水分や食べかすは、その都度水中に放出すればすみます。

ところがカエルになると、陸でも生活することになりますから、いつでも水分をとれるわけではありません。そこで水分を体内に留めておく機能として、大腸が必要になります。

また陸上では、あちこちにフンをすれば、自分の存在を天敵に知らせることになりますから、フンをためておくという機能も必要になってくるわけです。

鳥のフンを見たことがあるでしょう。水分をたくさん含んでいるのは、尿とフンが混ざっているからです。

鳥は空を飛んでいる間は水分を補給することができません。都合よく水飲み場が見つかるわけでもありません。ですから、大腸で処理された水分はもう一度、体のなかに戻すような仕組みになっています。

ほんとうに不要になった水分だけを放出するという機能を鳥たちは身につけているのです。


そこで、人間の体に戻りますが、大腸の働きによって水分を吸収したり、あるいは余分な水分を放出したりという作業がなされています。そこでその作業に深く関わっているのが、大腸のなかに存在しているリンパ系です。

腸内のリンパを流すことで、腸の壁のむくみを取り、便秘が解消されます。

さらには腸内細菌や食物から得た免疫情報を、腸管の壁にあるリンパ球を使って、体のすみずみにまで送っています。

リンパはこうして全身を巡って、体がアレルギー反応を起こさないように見張り、また免疫力を高めてウイルスや雑菌から身を守るために働いているのです。

寝て腹式呼吸するだけで、腸のリンパは流れる

腸内のリンパを流せば、免疫力をつけることになると紹介しましたが、しかしどうやったら流すことができるのでしょうか。

ふくらはぎにたまったリンパは、もみほぐすだけでリンパの流れが活性化されますが、お腹のなかではどうしようもありません。

実は、これはドクターでもなかなかわかりませんでした。それほどリンパの流れはわかりにくいものなのです。

これは蛇足ですが、巷のリンパマッサージをやっているお店に行くと「リンパの流れが悪いですね。ここの部分にリンパがたまっていますよ」などと言われたりするそうですが、そんなことはわかるはずはありません。リンパの研究者でさえその流れはわからないのですから……。

それが、さまざまな試験を重ねた結果、寝っころがって腹式呼吸をすれば流れる、という手法にたどり着いたのです。

目には見えないのに、どうしてそれがわかったかというと、どの被験者も30分ほど寝て腹式呼吸をしたあと、尿意をもよおしたからです。

尿意をもよおすメカニズムには、脳の脳下垂体後葉《こうよう》というところから分泌されるバソプレシンという利尿ホルモンが関係しています。

これは、体内に余分な水分がたまっているから排出しなさいというサインですが、とくに体を冷やしたわけでも、水分をとったわけでもないのに、このサインが出たということは、腸のリンパが活性化され、血液の中に多量のリンパ液が流れ込んで、血液を薄めたためであることがわかってきたのです。

体を横たえて、ゆっくりとお腹で呼吸をしてみましょう。この腹式呼吸を30分もしていれば、確実に腸のリンパの流れが活性化されます。体のなかにたまった余分な水分や老廃物をきれいに流してくれます。

30分が無理なら、夜、布団に入ったとき、10分ほどでいいですから腹式呼吸をする習慣をつけてみてください。

あるいは、少し体調がすぐれないと感じることがあれば、昼間でも実践してみてください。

腸のリンパを流すことは、とても効果的な心身の健康の基本なのです。

腸のリンパを流すとうつ病から解放される⁉

最近はとくに、うつ病という言葉がクローズアップされるようになりました。ストレスによって、多くの人がこの病に悩んでいます。

一見すると、精神的な要因が大きいようにも思えますが、実はこのうつ病の原因は、脳内にあるセロトニンという物質が減少したことによります。

セロトニンの減少によって、やる気がなくなったり、不安感が押し寄せてくるなど、うつ状態になっていきます。

脳内にあるセロトニンの保有量は、男性よりも女性のほうが一般的には少ないことがわかっています。ですから、将来に対する不安感や心配は、女性のほうが強いと言えるのかもしれません。医学的に見れば、女性のほうがうつ病になりやすいということになります。

単純に考えれば、うつ病を治すために、セロトニンを増やせばいいと思いたいところですが、残念ながら、そう簡単に増やすことはできません。

現在うつ病患者に投与されている抗うつ剤は、セロトニンの減少を食い止めるだけのものです。

一旦失われたセロトニンは、そう簡単に回復できない。これがうつ病の厄介なところです。

しかし、このセロトニンの8割近くが、腸の壁に存在していることがわかってきました。

しかし、腸のなかに留まっていたのでは、せっかくのセロトニンの効力は発揮することはできません。何とか脳まで運ばなければいけません。

そのとき、リンパが重要な働きをします。詳しいメカニズムはまだわかっていませんが、腸のリンパ管に脂肪が吸収されるとき、同時にセロトニンもリンパ管に入ることは明らかになっています。つまり、**脂肪の吸収とともにセロトニンがリンパ管に流れ込み、血液と一緒になって脳に運ばれていくのです。**

腸のリンパの流れが良くなるということは、それだけ脳に運ばれるセロトニンの量が増える可能性が高くなるということです。脳にセロトニンが流れ込むことで、気持ちが明るくなったり、やる気が湧いてきます。

反対に、セロトニンが増えすぎると、今度はそう状態になってくる可能性もあります。元気モリモリで意欲も出てくると同時に、あまりにこれが過ぎると攻撃的になったりもします。

いずれにしても、**心の働きは腸の働きが握っているという可能性があるのです。**

プチ断食で悪玉菌を撃退する

私たちが毎日、口にしている食べ物には、さまざまなウイルスや細菌が含まれています。いかなるウイルスや細菌もないという食べ物は存在しません。

栄養をとるということは、ある意味、ウイルスや細菌を体内に入れるというリスクがあるわけです。

しかし、ほとんどのウイルスや細菌は、胃が出している酸と、腸内に宿っている腸内細菌によって中和されます。多少悪さをする細菌が入ってきても、水分と一緒に体外に放出してくれます。これが下痢という現象です。

下痢はとても苦しいけれど、そう考えると、むやみに下痢止めを服用しないほうがいいのです。**せっかく体外に細菌を放出しようとしているのに、わざわざ菌を留めてしまうことになるのですから。**

このように、体内をきれいにしてくれる腸内細菌は１００兆個もありますが、それは３つに分類されます。

ひとつは「善玉菌」で、体内の細菌をうまく処理してくれます。おおよそ１割います。

もうひとつは、〝日ごろは何もしない〟という菌が８割います。

何もしないのに、なぜそんなにいるのかというと、強烈な菌が入ってきたときのために、備えているわけです。

たとえば赤痢菌などの猛毒をもった菌が侵入してきたとき、とても善玉菌では対処できません。そんなときに、８割の日ごろは働いていない菌が総動員して撃退してくれるわけです。とても愛らしく思えてきませんか。

そして３つめが、残り１割の「悪玉菌」です。これは時々悪さをするので厄介です。

自分が住んでいる自分の体に悪さをすることを、「自己免疫疾患」と呼びます。

自分がもっている免疫が、自分自身を攻撃するわけです。自分自身で病気をつくり出しているようなものです。潰瘍《かいよう》性大腸炎などの病気はこの場合が多いのです。

この悪玉菌を撃退する方法として有効なのが、プチ断食です。

食物をとることで腸内に栄養素が送り込まれ、腸内細菌は生き延びることができます。しかし、栄養素は善玉菌だけに行くのではありません。悪玉菌もまた栄養素を待ち受けています。ですから、いっそのこと、栄養供給を止めてみるというわけです。

一日、何も食べないという日をつくってみてはいかがでしょう。水分はとらなくてはいけませんが、固形物はいっさいとらないようにしてみます。すると、悪玉菌を撃退することができるうえに、胃のなかは空っぽになりますから、腸も少しの間、休息することができます。腸内環境がリセットできるのです。

ただし、この断食は、決してダイエットのために行ってはいけません。痩せたいという理由で食事を極端に制限すると、それは摂食障害の引き金にもなりかねないからです。

健康を損ねてまで痩せることは、生き物として美しい姿ではないことを肝に銘じてください。

よく噛むことがきれいな腸をつくる

食べ物をよく噛むということは、とても重要な意味があります。肥満を防いだり歯周病などの予防にもなるほか、噛むことで脳に多くの刺激が伝わり、脳の活性化にもつながります。噛む力が弱まると、体中のあちこちに支障が出てくることは間違いありません。

さらに、噛むことで分泌している唾液には、殺菌作用がありますから、体のなかに送り込む前に雑菌などを殺してくれます。噛まずに飲み込んでしまえば、大量の雑菌が体内に入り込むことになります。

たとえば赤ん坊はまだ歯が生えそろっていませんし、噛む力も弱いので、それをカバーするために大量の唾液を出して、体を守っているのです。

また、物を飲み込むことについて考えてみましょう。飲み込むという行為は、舌の先を前歯の裏側に押しつけることで、はじめてできます。口蓋《こうがい》の上を舌でこすることで、うまく飲み込むことができ、食道へ食べ物を送ることができるわけです。

たとえば胃カメラの検査では、とても苦しい思いをする人と、何の抵抗もなくスルッと入ってしまう人がいます。

これは患者側の体質の差ではなく、医師の技量の問題です。生理学をきちんと学んだ医師は、上手に口蓋の裏を刺激しながら胃カメラを入れていきます。まるで食べ物を飲み込むように胃カメラもすんなりと入っていきます。ところが、飲み込むメカニズムを知らない医師がやると、まだ飲み込む準備ができていないところに、ぐいぐいと押し込んでくるので、苦しいのは当たり前です。

よく噛んで飲み込むことは、胃や腸を鍛えることにつながります。

人間だけではなく、ほとんどの動物は歯がなくなれば死んでしまいます。噛まないで飲み込むという行為は、やがてはすべての臓器に負担を強いることになりますから、とても重要なことなのです。

　腹式呼吸で腸内リンパの流れを良くするはできますが、噛むことで消化や吸収といった腸の働きを鍛えることができるのです。

食物アレルギーは腸で治す

食物アレルギーでいちばん多いのは、牛乳や卵が引き起こすものですが、この食物アレルギーの正体は、腸のなかに住む「常在菌」です。

私たちの体はタンパク質からできていますが、異質なタンパク質が侵入してくると、体は過剰に反応し、さまざまな症状を生み出します。

アレルギー反応を起こす人の原因の多くは、卵の卵白には高分子のタンパクが含まれているので、強烈なタンパク質を体は敵とみなして反応してしまうからです。

腸内にいる常在菌は、生まれたての赤ん坊はもっていません。腸内細菌の数もとても少ない。しかし母親の母乳を飲んだり、少しずつ食べ物を口にする過程で、異質なタンパク質に腸が慣れていきます。要するに免疫力がついてくるということです。

これを医学用語では「免疫寛容」と呼んでいます。「まあ異質なものだけど許してやるか」ということです。

少しずつ慣らしていくという方法は、実際の治療法としても行われています。卵アレルギーの子どもに、医師の指導のもとで少しずつ卵を摂取させていきます。はじめのうちはわずかな量でもアレルギー反応が出てきますが、徐々に慣らされていきます。**それにしたがって腸内の細菌の数も増えていきます。**

このようにアレルギーがあるからといって、いっさい食べさせないというのではなく、体を慣らしていくという治療法が最近では主流になりつつあります。

多少のアレルギーがあっても、ほとんどの人は20歳を超えるころには治っていきますが、それは腸内細菌の数が100兆個にも増えていくからです。

日々の生活のなかで知らず知らずのうちに多くの菌をとり込み、それらをうまく自分の味方にしていく。腸が自然に免疫力をつけていくということです。

そう考えると、離乳食を食べているお子さんがいる人は、できる限り自分の手で料理したものを食べさせてあげたほうがいいのです。市販の離乳食はよく研究されていますし、よけいな雑菌も少ないかもしれませんが、子どもの腸内環境を整えることを考えると、あまり良いこととは思えません。

赤ん坊は母親の母乳を飲むことで、母親の乳首についている細菌も一緒に摂取しています。あるいは母親の手で離乳食をつくることで、母親の手の雑菌を一緒にとり入れるということです。

いくら清潔にしていても、細菌をすべて殺すことはできませんし、多少の雑菌は子どもの腸内細菌を増やしてくれるものです。

お母さんがつくる料理は、愛情というすばらしい産物です。市販の離乳食だけで育った子どもは、まるで離乳食をつくっている企業が育てた子どものようです。

そもそも、赤ん坊は生まれるときにも、産道を通って生まれてきますが、実はこの産道を通るとき、母親の体内にある菌を吸収しているということがわかってきました。

生命が誕生するとき、すでに細菌と共存する仕組みが備わっているのです。

帝王切開によって生まれた赤ん坊の場合は、通常の細菌パターンとは少し違っているわけですが、だからと言って直ちに食物アレルギーに結びつくかどうかは解明されていません。

大切なことは、それほどまでに腸は敏感で、繊細にできているということです。未来へつなぐ命は、まず健康であることが最優先です。そのためには腸内環境を整え、生きるために必要な抵抗力の基礎をつくることが必要なのです。

昔の母親がやってきたことには、たくさんの知恵があります。新しいものにすぐさま飛びつくのではなく、まずは伝統的に続いてきた方法には間違いがないと思ってください。

便通がいい人は、風邪を引きにくい⁉

90歳を過ぎても、生き生きと元気に暮らしている人たちが増えてきましたが、ある調査によると、長寿の人たちに共通していることがあります。
それは生活のリズムが規則正しいこと。そのなかでも、便通が規則正しくなされているということです。

毎朝、朝ご飯を食べたあとで必ず便通がある。それがたとえ2日に1度であっても、決まった時間がくれば、必ずトイレに行きたくなるのが理想です。

実はこれこそが人間の体がもっている自然のリズムと言えます。
面白いことに便意をもよおす時間は、人それぞれで決まっています。朝食をとってから30分以内にもよおす人もいれば、食べてすぐにもよおす人もいます。あるいは昼ごろになって便意が強くなる人もいるかもしれません。

肝心なことは、自分自身のリズムがあるということです。

便秘になるいちばんの原因は、大腸が水分を吸収し過ぎることです。たとえば大腸のなかに摂取した食べ物が長く留まり続けると、食物に含まれる水分は大腸によってどんどん吸収されてしまいます。その結果、便が硬くなり、外に排出されにくくなって便秘になります。

ですから、便秘がちな人は水分を意識的にとって、たとえ便意をもよおさなくても、毎日同じ時間帯にはトイレに行ってみましょう。

食べ物を大腸に留めておかないようにするためにも、生活のリズムを意識的につくることが大切です。

さて、お元気な長寿の人たちの共通点は、もうひとつありました。

それは、**食物繊維を多く含む食事を、必ずとっているということです。**イモやゴボウといった根野菜がそれです。

実は、イモなどに含まれる食物繊維には栄養素はほとんどありません。それらは体に吸収されることもありませんから、まるで何の役にも立っていないように見えます。一部は分解されて吸収されるものもありますが、そのほとんどは大腸へと送られます。

しかし、これらの食物繊維は、大腸のなかでしばらく留まっていても、他の食べ物のように水分をとられるということはありません。つねに一定の水分を保って留まっています。

ですから、便が大腸のなかで固まるということが起きにくいのです。それらは**栄養素にはならなくても、大腸の働きにとっては非常に重要な役割を果たしているのです。**

便秘に悩んでいる女性は多くいますが、意識的に食物繊維をとることで、ほとんどの場合は解消されます。適度な量の食事と水分を摂取すること。そして、排便する力となる腹筋を鍛えること。ごく当たり前のことで便秘は解消されます。

90歳を過ぎたお婆さんが言いました。「私は三度の食事と規則正しいおトイレをしているので、風邪など引いたことがありません」と。

便通がいい人が風邪を引かないというのは医学的には証明されていませんが、**腸の働きが正常であることが、健康維持の秘訣《ひけつ》であることはたしかです。**

便通がいいということは、腸のリンパの流れもいいということ。腸のリンパが正常に流れていることは、体全体の免疫力が高まっているということですから、それが風邪を引かない体をつくっていると考えられるのです。

肉や魚は控えても、油はとって！

肌のカサつきは女性の大きな悩みのひとつです。顔はお化粧でごまかすことができても、手のカサつきは隠すことができません。「手のひらを見れば年齢がわかる」と言われるゆえんです。

年齢とともに手のシワが目立つようになるのは、皮膚が薄くなるからで、ひどくなれば加齢性皮膚炎などを発症し、かゆみが出てきます。

顔に吹き出物が出たりかゆみを覚えると皮膚科に駆け込みますが、皮膚科で処方される薬は3つしかありません。ステロイドを含んだ塗り薬か、ステロイドを含んでいないものか。もうひとつは抗生剤を含んだ薬です。

このような薬で治るような症状は、放っておいても自然に治ってしまう程度のものです。もちろん内臓疾患などからくる皮膚の病気もありますから、注意はしなければなりませんが、多少の皮膚の状態は日ごろの生活を改善することで良くなります。

皮膚の表面の角質層には、血管もリンパ管も通っていません。その下にある真皮といわれる場所に神経や血管などが網の目のように走っています。

若いときには、この真皮の下の皮下組織に脂分が大量に含まれています。ですから、皮膚はみずみずしく保たれています。反対に余分な脂分があるときには、それを大量に排出しようとするので、その脂に菌などが入り込むと、ニキビとなって現れます。

若いころにたくさんのニキビを経験した人は、脂っぽい肌には抵抗を感じるかもしれませんが、**年を重ねていくと気をつけなければいけないのは、脂をとり去ることより、脂を失っていくことです。**

脂がなくなることで皮膚が薄くなり、ちょっと引っ掻《か》いただけでも怪我をしてしまいます。ちょっと掻いただけで、皮膚から出血してしまうというほうが、よほど体にとっては悪いことになります。

皮膚のためにも、十分に油を補給していきましょう。脂分はいつも悪者にされていますが、３大栄養素にも脂分は入っているように、重要な働きをします。でも料理本などを見ていると、いかに油を減らすための調理法かをアピールしているものが多いようです。とり過ぎてはいけませんが、必要以上に避ける傾向は見直したほうがいいでしょう。

禅宗の僧侶たちは、肉や魚をいっさい食べません。今ではそれほど厳しくはないでしょうが、かつての僧侶はそれらを口にしなかったと聞きます。

肉や魚を取らないのに、どうして彼らは健康を維持することができたのかというと、その答えが油にあります。

精進料理は修行僧がとる食事のことですが、肉や魚は出されません。穀物と野菜だけです。しかしイモや野菜などはそのまま食べるのではなく、てんぷらにして食べます。そうすることで脂分をとっているわけです。

肉や魚はとらなくてもいいけれど、油だけはとり入れなくてはならない。こうした考え方が「油断大敵」という言葉の由来になっているのです。

油を絶つことは、体にとって大敵になる。先人が教えてくれたすばらしい智恵です。


では実際の生活のなかで、どのような油をとり込めばいいのかというと、一般的に「長鎖《ちょうさ》の脂肪酸」といわれているオリーブオイルや、アジやイワシなどの光り物の魚に多く含まれている油、あるいは食物性のリノール酸やリノレン酸がいいでしょう。長鎖の脂肪酸は、腸のなかにあるリンパ管に吸収されることが最近になってわかってきました。

つまりこれらの油をとることで、リンパ液や腸からの免疫力が増えるということです。

油と上手につき合うことは、上手に年齢を重ねるためにも必要なことなのです。

胃腸からのサインを聞いて、食事の加減を知る

40歳になったころから、腸の表面をおおう細胞の数は3分の2になるといわれています。それにともない胃のなかの新陳代謝も悪くなっていきます。

よく「40歳になったら、ちゃんと健康診断をしてくださいね」と会社や周りの人から言われることがあると思いますが、**40歳ころはちょうど内臓機能のターニングポイントでもあるからです。**

見た目はそんなに変化がなくても、また筋力もさほど衰えていなくても、内臓の機能は年齢とともに確実に衰えています。

わかりやすい例では、食後にゲップが出るようになることです。それほど人量に食べているわけではないのに、最近はよく食後にゲップが出るという人はいる

のではないでしょうか。

これは、簡単に言えば胃腸が正常に働いていないというサインです。

口から入ってきた食べ物は、どんなウイルスや細菌が含まれているかわかりませんから、強烈な胃酸が出てどんなものでも殺菌します。もしこれが逆流して食道などに流れ込めば、相当な痛みを覚えます。これが逆流性食道炎です。こんな状態が続けば、やがては食道がんを発症することもあります。

あるいは胃酸が腸内に大量に流れ込むと、それが十二指腸潰瘍《かいよう》を引き起こすことにもなります。こんなすさまじい胃酸を、私たちの体は毎日2リットルもつくり出しているのです。

胃の働きが悪くなれば、消化に時間がかかります。その間に胃のなかでは炭酸ガスがつくられ、そのガスが逆流したものがゲップになります。

同じように、腸の働きが落ちると食べ物が腸内に留まり、ガスを発生させる。これがオナラです。

「もうこれ以上食べ物を胃に送らないで」と胃がゲップを通して知らせているわけです。「腸の働きが鈍っているから、きちんと腸のリンパを流して」と腸がオナラで合図しているのです。

ですから、食後にゲップがやたらと出るというのは、明らかに食べ過ぎのサインです。自分の体にあった食事量をこころがけるためにも、この合図を見過ごさないようにしましょう。食欲があるままに食べ続けていると、胃が悲鳴を上げてしまいます。

また、オナラの匂いがきつくなったというのは、肉などのタンパク質のとり過ぎか、あるいは消化が不十分だということになります。食生活を見直し、腸からのサインを見過ごさないようにしましょう。

胃腸の働きが悪いのに、肌がつやつやしていることはありません。リンパの流れが悪いのに、元気はつらつでいることは難しいのです。ほんとうの美しさは、内臓からのサインを受けとることで自然とつくられていくのです。

第3章

「食事」――年齢とともに変えていく

日本人は「ウサギ民族」

腸の長さや機能は、同じ人間でも暮らす環境や食物によって違いがあります。肉食を主としてきた民族と、穀物や野菜を中心にしてきた民族では違いがあるのです。

こんな実験があります。ネズミ、ウサギ、イヌ、サルに、同じエサを4週間にわたって与えました。そのエサは油でギトギトのエサで、いわゆる動脈硬化を誘発しやすいものです。

さて、このエサを4週間与え続けたところ、動脈硬化の症状を見せた動物はどれだと思いますか。

答えはウサギです。

なぜウサギだけが動脈硬化になったのかというと、腸の働きが関係しています。

ネズミとイヌとサルは、いわば雑食動物で、穀物も食べれば肉も食べます。多少の油を食べても、それを処理するだけの機能をもっています。

ところが草食動物のウサギには、油を処理する十分な力がありません。これまでギトギトの油など食べたことがないのですから、一気に腸や内臓に負担がかかります。結果として病気になるわけです。

これは人間にも当てはまります。肉を主として食べてきた欧米人などは、大量の肉と油を摂取しても、腸がきれいに分解してくれます。しかし**欧米人と同じような食事を日本人が続けていれば、やがては動脈硬化や大腸ガンにかかる危険性が出てきます。**実際、近年では大腸ガンが非常に増えています。

かつて日本人は、ガンと言えば胃ガンでした。大腸ガンにかかる人は少なかったのですが、その原因は戦後の食生活の変化によるものです。それまで馴染《なじ》んできた和食文化が少なくなり、欧米型の肉食に移っていきました。

数百年もかけて少しずつ変化していけば、体もそれに対応できるようになるのかもしれませんが、ほんの数十年で劇的に食生活が変わってしまったのですから、これでは大腸ガンが増加するのは当たり前のことです。

私たち日本人の多くは「ウサギ民族」です。

お米や野菜や魚を主食として生きてきました。それにともなって、腸やほかの内臓も、その食生活に対応するべく進化をしてきました。いくら珍しいからといっても、いくら美味しいからといっても、欧米人の食事は本来の日本人の体には合わないということは知っておく必要があります。

冷たい牛乳を飲んで、お腹をこわす人が気をつけること

日本人は単一民族だと言われていますが、実はそのルーツはさまざまです。そしてそのルーツによって、生まれもっているＤＮＡも異なっています。肉食に強い人もいれば、肉を食べるとお腹をこわすという人もいます。

たとえば、子どものころは平気だったのに、20歳を超えてから、冷たい牛乳を飲むと下痢をするようになったという人は、日本人の４人に１人いると言われています。こういう人は、いわゆる乳糖分解酵素という酵素が、もともと少ないと言えます。

このような人が脂分の多い食事を続けていると、糖尿病やメタボリック症候群になる確率は高くなります。

不思議なことに、欧米にはとんでもなく太った人がいますが、糖尿病になっている確率はとても低い。「太ること」＝「糖尿病」という図式は成り立っていません。

その理由は、彼らは私たち日本人と比べて、血糖値を下げる作用のあるホルモンのインシュリン分泌量が１・５倍もあるからです。肉食を続けてきた長い歴史が、それに対応できるＤＮＡをつくり出したと言えます。

自分は生粋《きっすい》の「ウサギ民族」なのか、それとも少しは肉食に適応している体なのか、まずは自分自身の体をよく知ることが大事です。

バランスよく食べることはとても大切なことですが、その「バランス」は個人によって異なっています。

肉を少し多めに食べたほうが健康的な人もいれば、魚を中心にしたほうが体の調子が良いという人もいます。

安易に巷の情報をとり入れるのではなく、自分の体が発する声をよく聞くことです。１日１杯の牛乳を飲むことがいいと言われても、冷たい牛乳を飲んでお腹をこわす人が、無理をして飲む必要はまったくありません。体に適している食生活とは、書物のなかではなく、自身の体のなかに答えがあるのです。

私の知り合いの明治生まれのお婆さんは、漁師町で生きてきたこともあり、肉を食べるという習慣はありませんでした。とうとう生涯、肉を食べなかったといいます。それでも１００歳を超えるまで元気に生きたそうですから、きっとその食事こそが、お婆さんのＤＮＡに組み込まれたものだったのでしょう。

「少数派」のデータに惑わされてはいけない

最近では「食事は1日に1食でいい」とか「朝ご飯は食べなくても健康でいられる」というような言葉を聞きます。

なかにはそれで健康だと言う人もいるかもしれませんが、医学的には間違いです。

医学は過去のデータをもとに発展をしてきた学問です。臨床実験や世界中の人々の歴史に学びながら、ひとつの定説を生み出しています。

しかし、なかには医学の常識では説明ができないこともあります。「私の祖父は大酒飲みで、毎日1升ものお酒を飲んでいた。煙草も若いころから1日に2箱も吸っていた。それでも100歳まで元気でした」と、そんな話を聞くこともあります。

同じように、1日1食で健康を保っている人もいるでしょう。朝食はとらないという人もいるでしょう。それでも健康を維持している人もいます。

でもそれは、医学的には少数派であることを知ってください。その他の多くの人は、無理をすれば体をこわすことになる。それが医学的な常識です。

最近はそんな常識を覆《くつがえ》すようなセンセーショナルな提案が多いように思います。「ガンは切らなくてもいい」「リンパマッサージをすれば乳ガンが治る」……。それらの多くは、決して医学的に証明されたものではありません。

そういう奇抜さ、目新しさに飛びつく前に、医学的な常識や長い歴史のなかで培《つちか》われてきた知恵に目を向けたほうが正解なのです。

「動物性」より「植物性」がウサギ民族に合っている

私たちの体は腸内細菌を保っていれば、免疫力を高めることができます。100兆個もある腸内細菌と上手に共存しながら暮らしていくということです。

それらを日常のなかで無理なく行える方法として、先人の知恵を少し紹介しましょう。

私が住んでいる長野県には、御嶽山《おんたけさん》の近くに、標高1500メートル前後の開《かい》田《だ》高原というところがあります。夏は涼しいのですが、冬になると雪に包まれる地域です。

ここに住む人々は、元気で長寿な人が多いのですが、多くの人々が江戸時代から続く「すんき漬け」というお漬物を食べています。

これは味噌や醤油などで漬けるのではなく、各家庭で受け継がれてきた乳酸菌で山芋の茎などをつけたものです。

この植物性の乳酸菌こそが、腸内細菌を整えるのに抜群に効果があります。

乳酸菌は腸内細菌の善玉菌にとってすばらしく良いのですが、多くの人は乳酸菌と聞くとヨーグルトを連想するのではないでしょうか。

ヨーグルトに含まれる乳酸菌は動物性で、もちろん腸内環境を整える役目をしますが、やはり「ウサギ民族」である日本人にとっては、植物性乳酸菌のほうが合うのでしょう。結果として、ここに住む人たちは長寿を手に入れたわけです。

長野県に伝わる先人の知恵をもうひとつ紹介しましょう。

ご存じのように長野県には海がありませんから、昔は生魚を食べることができませんでした。イカやアワビなどにしても、煮たものしかはいってきません。焼き魚なども川でとれるものだけです。

ところが結婚式となると、やはりタイを出すのが定番となっています。遠くの市場からタイを仕入れてくるわけですが、夏場はやはり食中毒が怖い。お祝いの席で食中毒などを引き起こせば、結婚式が台無しになってしまいます。

そこで長野の先人たちはどうしたかというと、タイと一緒に、ツマとして南天の葉と実を添えるのです。南天の実は美しいので見栄えも良くなります。

そして南天の葉は、タイを食べ終わったあとに、みんなで噛むのです。食べるのではなく、葉を歯で噛んで、そこから出るエキスを飲みます。

そうすることで、食中毒にかかる人はいなかったのです。南天の葉には食中毒を防ぐ成分が含まれていることを先人たちは知っていたのでしょう。

実際、現代では南天の葉から抽出した成分で抗アレルギー剤がつくられました。それをつくった製薬会社はたちまち売り上げを伸ばし、上場するまでになったのです。長い歴史が育んできた知恵には、多くの人たちを納得させた根拠があるのです。

おふくろの味より健康の味。カロリーより塩分

今でこそ長野県は「長寿県」として知られていますが、50年前までは「脳卒中県」と言われていました。青森県や岩手県、秋田県と並んで脳卒中で死亡する人がとても多かったのです。

これらの県民に共通するのは、塩分のとり過ぎです。いずれも寒い地方ですから、どうしても塩分を含んだ保存食が多くなります。しかも長野は味噌が美味しいところですから、お味噌汁も必ず出てきます。

塩分のとり過ぎについては行政の地道な努力によって、今では激変しましたが、かつては高血圧になるのは当たり前のことでした。

塩分のとり過ぎは良くない。それは誰でも知っているでしょう。でも、薄い味

付けは何だか食べた気がしない……。そういう人は多いのではないでしょうか。

人間の味覚は5歳までに決まります。ですから5歳までに濃い味付けに慣らされている人は、大人になっても濃い味付けに満足します。要するに、塩分に対する味覚が鈍くなっているのです。

子どもは母親の味付けを基本にしますから、母親が濃い味付けをする家では、子どもも濃い味付けを好むようになります。

ということは、母親が高血圧の場合は、子どもも同じように高血圧になる確率が高いと言えます。

とくに、娘については要注意です。というのも、息子の場合は結婚相手によって食生活が変わることがありますから、たとえ濃い味付けで育ったとしても、奥さんの料理が薄味であれば、長年かけてその味に慣れていくでしょう。

ところが娘の場合はそういきません。母親の味付けをしっかりと踏襲します。「おふくろの味」も大切ですが、**塩分量を気にしない食生活は、自分ばかりでなく、**

家族の健康さえも損なってしまう危険があります。

自分の味覚がどの程度なのかは、友だちを家に招いたり、手料理を持ち寄ったりするなどして、ほかの家庭の味を知ることで目安ができます。薄味で美味しい友だちの手料理に出会ったら、レシピを教えてもらうこともできます。

濃い味付けに慣れ親しんでいる人にとっては、いきなり薄味に変えるのは難しいかもしれません。食事は人間の最大の楽しみでもありますから、食事の満足感は重要です。ですから食事の塩分量を意識すると同時に、味噌汁やお漬物の量を半分に減らしてみるだけでも効果はあります。

また外食の場合は、メニューに書かれたカロリーばかりを気にするのではなく、ほんとうに気にするべきは塩分です。

あるとき、同僚の医師が、健康のために奥さんがつくったお弁当を食べていました。きちんと奥さんが栄養や塩分を考えてつくってくれたものです。ところが彼は、お弁当と一緒にコンビニで買ってきた味噌汁を飲んでいました。

私はその同僚に言いました。

「先生、そのインスタントの味噌汁に含まれる塩分量を見てごらん」

そこに記された1グラムという塩分量。それを見た同僚はびっくりしていました。1食で1グラムもの塩分をとることが、どれほど体に悪いことかは医師ならば一瞬でわかります。

せっかくの健康弁当も、1杯のインスタント味噌汁で台無しになってしまうということです。

「入れること」と「出すこと」を意識する

食べ物を飲み込むという行為は意識をしなければできないように、排便もまた意識をしなければできません。当然でしょうと思う人もいますが、実はこの「意志が関与した反射」は、人間の体のなかで「口」と「肛門」にしかできません。

私たちの体は何らかの刺激に反応して、反射行動をおこしますが、多くは膝を叩くと足が上がるというような脊髄《せきずい》反射です。ですから、**意識的に行う口と肛門の反射は、命の基本に「意志」が関わることであり、人間の尊厳とも言えます。**

お尻の穴には「内肛門括約筋《かつやくきん》」と「外肛門括約筋」という2種類の筋肉が備わっています。

内肛門括約筋は、自律神経で開いたり閉じたりということが可能です。

一方、外肛門括約筋は、意志によって制御することができる神経で、だからこそ私たちは排便を我慢をすることができます。もしも制御することができなければ、〝垂れ流し〟の状態になります。

介護現場の人から、痴ほう症の父親を介護している娘さんの話を聞きました。父親は、もう自分のことも娘のこともわからないけれど、自分で噛んで飲み込むことができる。便意をもよおせば、ベッドのそばに置いてあるトイレに、自分で排泄ができる。そういう間は、どんなに父親が正体を失っても、一人の人間として見ることができる。そう言っていたそうです。

自分の意志で食べられなくなったり、自分の意志で排泄ができなくなったとき、私たちは人間としての尊厳が保たれなくなるのかもしれません。

食事や排便にとって、腸のリンパの重要性はこれまでにも述べてきましたが、同時に命の基本がそこにあることも意識してみてください。

「ゆっくり、楽しく」が食事の基本

私は大学時代、体育会のサッカー部に所属していました。医学生としての勉強も大変でしたが、サッカー部の練習もそれは厳しいものでした。激しい練習が終わった後には、もうお腹はペコペコです。空腹感に任せて、とにかくどんぶり飯をがつがつとかき込んでいました。

まして昔は、食事中にお喋りをするのは良くないとされていました。ですからよけいに出されたものを黙々と一気に食べる。そんな食習慣が若いころに身についてしまったのです。

早食いは消化不良や食べ過ぎの原因になりますから、決して体にいいものではありません。そんなことは医師なのですから百も承知です。患者さんにはゆっくくりと食べなさいとアドバイスをしながら、自分はどんぶり飯をかき込む習慣からなかなか抜け出すことはできませんでした。

運動をしていた人は、だいたいが早食いになっています。若くて運動をしている間はそれでもいいでしょうが、年齢を重ねてからもそれを続けていれば、やがては内臓が悲鳴を上げてしまいます。

年齢とともに生活環境の変化に応じて、食事のとり方を変えていかなければなりません。

私は若くして教授になり、間もなく学部長に就任しましたが、それが私の食習慣を見直すきっかけになりました。

食事の量を見直すためにはじめたのが、「リンゴダイエット」です。食事の前に、リンゴを4分の3ほど食べます。リンゴ4分の3は、ご飯1膳分のカロリーです。小さめに切ったリンゴを、10分ほどの時間をかけてゆっくりと食べます。すると、食事をはじめるころには適度な満腹感になります。すでにご飯1膳分のカロリーをとっているのですから、食事のときにはご飯のお替わりはしません。

そしてもうひとつ心がけたのが、女房と話をしながらゆっくりと食べるということです。

それまではせっかく女房がつくってくれた食事を、話をするどころか顔も見ないままに、ただかき込んでいました。何とも失礼なことです。

ゆっくりと楽しく。

その効果はてき面でした。体調もどんどん良くなり、何よりも食事の時間が楽しくなってきます。そんな習慣が身についたおかげで、今もこうして元気に仕事を続けていられるのです。

健康を考えたとき、つい私たちはカロリーや脂分など、食べ物ばかりに目が向きます。食べ物に神経を使いますが、食べ方については疎《おろそ》かになりがちです。

しかし、どんなにバランスのとれた食事を出されたところで、それを一気に早食いしてしまえば何にもなりません。

どのような食事の時間を過ごすのか。そのことに神経を使うことです。

20歳には20歳なりの食べ方がある。30歳には30歳なりの食べ方があります。

40歳にもなって、20代と同じような食事の仕方をしていれば、いずれは体にしっぺ返しがあるうえに、心にとってももったいない話なのです。

適度なお酒でリンパの流れは良くなる

近年では、女性もお酒を飲みに行くという習慣が当たり前のようになりましたが、お酒の強さは体質によるもので、男性も女性も関係はありません。

もともとお酒が強い人は、アルコール脱水素酵素というものをたくさん体内にもっています。さらには肝臓のなかにある酵素の働きが非常に活発です。

人種で見れば、白人などはアルコール脱水素酵素を日本人の2倍ももっています。同時に肝臓の酵素もよく働くようにできています。

こうした体質の多くは遺伝子によって決められています。両親ともにお酒が強いというような家系に生まれれば、確実にお酒が強い体質になります。

なかにはアルコール脱水素酵素をほとんどもっていないという体質の人もいま

すが、少々お酒に弱い体質でも、お酒を飲む習慣を続けていれば、アルコール脱水素酵素は増えていくと考えられています。

お酒を飲み過ぎた翌日は、顔がむくむと言われていますが、これは医学的に説明がつきます。

単純にアルコールを摂取すれば、体のなかの血液循環が良くなります。顔には毛細血管が多く集まっていますから、その血管の流れが良くなることで顔が赤くなります。要するに血の巡りが良くなるということです。

リンパ液は、毛細血管のなかで物質交換がなされることで増えていきますから、血液循環が活発になれば、リンパ液の生産量も増えて、むくんでしまうわけです。

これは、**マッサージをして血液循環を促すことと同じことが、お酒を飲むことでなされているとも言えます。**

ですから、リンパの流れのためには、適度なアルコールは体にも良いということになるのです。

では、どれくらいの酒量が健康のためには良いのかというと、科学的なデータがあります。

まったくお酒を飲まない人よりも、毎日1合弱ほどのお酒を飲む習慣のある人のほうが長生きしています。熱燗で0・5合ほどの晩酌を毎晩することで、体のリンパの流れが良くなっていきます。ただし、これが2合3合となれば、また別の疾患が出てくることは言うまでもありません。

お酒を飲み過ぎて翌朝顔がむくむのは、単純にアルコールのせいばかりではありません。

お酒を飲み過ぎることによって、睡眠は深くなります。酔っぱらって眠っている人を起こそうとしても、なかなか起きないでしょう。

このように、あまりに深い睡眠状態になると、寝返りなど体を動かすことをしません。姿勢が不自然な状態であっても、その姿勢のままで眠っていることが多いのです。

たとえば一晩中、顔を布団に押しつけて寝ている状態では、顔のリンパは流れません。まして血液循環が良くなって、リンパ液が増えているにも関わらず、顔を押しつけたままで眠っているのですから、顔にリンパ液がたまるのは当たり前のことです。


お酒を飲んだ翌朝に、もしも顔のむくみが気になるようでしたら、熱めの手ぬぐいでマッサージをしましょう。まあそんなことをしなくても、起きて生活をしているだけで顔のリンパは流れていきますから、むくみは自然に解消します。

それよりも、顔がむくむほどたくさんのお酒を飲んだことを気にかける必要はあるかもしれません。

40歳を過ぎたら、水より温かいお茶を飲む

「朝起きたら、まずはコップ1杯の水を飲みます」「ミネラルウォーターはいつも持ち歩いています」。ファッションモデルの女性がよくそんなことを口にします。水さえ飲めば、きれいな体になるのかと思うほど、街を歩けば多くの人がペットボトルや水筒を持ち歩くようになりました。しかし、水分補給は大切だと言いながらも、一方ではとり過ぎれば体がむくむと注意を促《うなが》します。何とも女性は水分には敏感に反応するようです。

水分補給については、大きな誤解があるようです。

結論から言えば、たとえ必要以上に水分を摂取したとしても、体のどこかがむくむことはありません。

極端に水分をとり過ぎれば水中毒などのような病気になることはありますが、

そこまで水を飲むことなど普通はできません。飲もうとしても体が受けつけなくなるようにできています。健康な人であれば、水分の摂取量によって体の表面に何らかの変化が起こることはないのです。

私たちの体は、体内に蓄えられている水分を使って、胃液や膵液《すいえき》などの消化液をつくり出しています。これらの消化液は驚くほど大量で、1日に10リットルもの水分を出しています。ですから水分をとらずにいると、食べたものは消化しにくくなります。

また消化液のほかにも、汗や尿によって失われる水分もあります。それらもろもろを考えれば、**私たちは最低限、1日に1リットルから1・5リットルもの水分を外からとり込めばいいのです。**それ以外にのどが渇いたら渇きをとるだけの水分をとるのは当然のことと覚えておいてください。

1リットルと言えばかなりの量だと思いますが、規則正しい食生活をしていれば、それくらいの水分は意識せずともとり入れています。

たとえば江戸時代の学者である貝原益軒《かいばらえきけん》は、有名な『養生訓《ようじょうくん》』のなかで、次のように述べています。

「夏バテを防ぐためには、朝起きたらまずは梅干し一個と一杯のお茶を飲みなさい。そして三食の食事のあとには、お茶碗にお茶を注いで、茶碗に残った米粒と一緒に飲みなさい」

『養生訓』で教えていることは、水分をたくさんとりなさいということではありません。適度な塩分と1日に4、5杯くらいのお茶を飲むことを教えています。

この習慣をつければ、体が必要としている水分は十分に補えると教えています。

ここで大切なのは、冷たい水ではなく温かいお茶であるということ。

夏場にはどうしても冷たい水が飲みたくなりますが、胃腸のためにはぬるめのお茶のほうがいいのです。これは医学的にも正しいことを益軒は教えてくれているのです。

そもそも私たちは、どうしてのどが渇くのかというと、一言で言えば、体内の塩分濃度を調整しているためです。

人間の体内や血液中の塩分濃度は決まっています。もしも血液中の塩分濃度が1％でも高くなれば、その情報はすぐに脳へと伝えられ、脳が水分を補給するように指示するわけです。これが「のどが渇いた」と感じるメカニズムです。

ただ、この情報の伝達機能は、年齢とともに落ちていきます。塩分濃度が上がっても、その情報が脳で理解されにくくなってきます。若いころにはすぐにのどの渇きを覚えますが、年をとると渇きを感じにくくなるのは、そのせいです。

もし塩分濃度を高いままに放置しておくと、脱水症状を引き起こすことになりますから、これは気をつけなくてはいけません。

そういう意味からすれば、若いころにはそれほど水分補給に神経質になる必要はありませんが、脳の理解機能が衰えはじめる40歳を過ぎたころには、意識的に水分補給は必要です。そしてつけ加えるなら、水分を気にするよりも、のどの渇きを引き起こす塩分のとり過ぎにこそ目を向けたほうがいいでしょう。

サプリメントは、毒にも薬にもならない

最近では健康志向が高まり、やたらとサプリメントをとる人を見かけます。不規則な食生活を補うためにサプリメントを飲んだり、食事で栄養管理をするのが面倒なので、サプリメントでまかなうという発想の人も多いでしょう。「これさえ飲んでいれば安心」と思い込んでいる様子は、医師の眼からすれば、何とも無意味なことをしているとしか思えません。

サプリメントでもっともたくさん出まわっているのはビタミンでしょう。「ビタミン剤＝元気のもと」と思っている人が多いようです。

たしかにビタミンは体に欠かすことのできない栄養素ではありますが、サプリメントで補う必要はまったくありません。

具体的に、ビタミンについて少し触れておきましょう。

ビタミンのなかには、脂に溶ける性質の「脂溶性のビタミン」と、水に溶ける性質の「水溶性のビタミン」があります。

ビタミンA、D、E、Kなどは脂に溶ける性質をもっています。

ビタミンAの代表的なものはカロチンで、体に非常に大切な栄養素です。ニンジンやカボチャなどに含まれています。

ビタミンAが欠乏すると、体の機能にさまざまな悪影響が出てきますが、普通に生活していれば、ビタミンAが欠乏することはほとんどありません。

なぜなら、このビタミンAは脂溶性なので、肝臓にある細胞（伊東細胞）の脂の膜に蓄えられているからです。その蓄えがなくなることなど、よほどの飢餓状況にでもならなければありえないわけです。

ビタミンKなどは、生まれたばかりの赤ちゃんはもっていません。赤ちゃんの便に血液が混ざっていることがありますが、これはビタミンKがまだつくられていないためです。

ビタミンKは血液を止める因子が含まれていますが、その因子がまだできあがっていないため、時として便に血液が混ざることがあるのです。

便に血液が混ざっていると慌てて病院にやってくるお母さんもいますが、新生児ならば当たり前にあることで、ビタミンAの注射をすれば、たちまち治ってしまうものです。

脂溶性のビタミンは、普通に栄養をとっていさえすれば、そのうち肝臓がつくってくれるものです。**肝臓が必要な分をつくり、そしてそれを貯金しておいてくれますから、わざわざ外から補う必要はないのです。**

さて、では水溶性のビタミンBとCですが、これらは体内にためておくことができませんから、必要な量はとらなければいけません。とは言っても、これもまたミカンなどの果物を食べたり、ふだんの食事から十分に補えるものです。

ビタミンCはたくさんとったほうがいいと思っている人も多いですが、不必要な分は体外に排出されますから、一生懸命にサプリメントを飲んでも仕方がありません。

サプリメントは一度飲みはじめると、なかなかやめることができなくなるものです。飲まない日には何となく体の調子が悪いと感じてしまう人もいます。あるいは新しいサプリメントが出れば、すぐに飛びついてしまう人もいます。しかし、**その効果は明らかに精神的なものだけです。**

毒にもならないけど薬にもならない。これがサプリメントですが、飲むだけで調子が良くなった気がするという人は、それはそれで悪いことではないでしょう。昔から「うどん粉でも薬になる」という言い方をしますが、当人が効くと信じているのなら、あえてやめる必要もないかもしれません。ただ冷静に考えれば、値段の高いサプリメントを飲むよりも、美味しいミカンを食べたほうがよっぽど得だと私などは思っています。

心配なことは、サプリメントに頼るあまり、日ごろの食生活をおろそかにするということです。

サプリメントをたくさん飲んでいるから、多少不規則な食生活をしていても大丈夫。そんな発想があれば、たちまち逆効果になるでしょう。毒にもならないサプリメントが、食生活にとっての毒になってしまう。それだけは気をつけなければなりません。

動物は食物によって栄養をとる。食物をとって内臓が正常な機能を維持できる。そういうふうにできているのです。

コラーゲンは、肌ではなく心に効く

「コラーゲンをとるとお肌がプルプルになる」とは、もうあちこちで聞くようになりました。お肌がプルプル、すべすべになるというのは女性にとってはとても魅力的なことですから、たちまちのうちにブームになりました。

今や飲食店でも女性におススメのメニューとして「コラーゲンたっぷりの鍋」などがあるほどです。

これらは医師の立場からすれば、何とも滑稽《こっけい》な現象に見えます。

結論から言ってしまえば、残念ながら食物に含まれるコラーゲンをいくらとったところで、お肌はプルプルにはなりません。

コラーゲンは長鎖のタンパク質でできていますが、これは胃に送り込まれた時点でこわされてしまいます。ですから、それが血管やリンパ管などを通して体内にとり込まれることなどありえないのです。

コラーゲンと同様に、最近よくコマーシャルなどで聞くコンドロイチンも同じです。

コンドロイチンが効力を発するのは、たとえば関節などに打つ注射です。関節を傷めたときに、患部に直接コンドロイチンを入れることはあります。これは治療法として使われています。

もしもコラーゲンを使ってお肌をプルプルにしたいのであれば、形成外科に行って直接注射で入れてもらうことです。そうすれば、たしかに肌はプルプルになるかもしれません。

しかし、その効力は、おそらく3か月ともたないでしょう。3か月もすれば注射したコラーゲンはすっかり消えてしまいます。そのうえ、何度も注射していれば、肌が炎症を起こしかねません。コラーゲンがなくなったあとの肌の状態も良いはずがありません。

コラーゲンは、あればあるほどいいと思っている人もいるかもしれませんが、もしも食べ物などによってコラーゲンをとり入れることができたとすれば、恐ろしいことになります。

皮膚がカチカチになる強皮病という病気がありますが、これはいわゆる膠原《こうげん》病《びょう》のひとつで、原因はコラーゲンの異常増殖です。

人間の体は、コラーゲンやコンドロイチンなどを食べ物からとり入れないようにプログラムされているのです。

「でも、コラーゲンのたっぷり入った食事をしたら、翌日は肌がプルプルになりました」と主張する女性もいるでしょう。

熱々の「コラーゲン鍋」をみんなで囲んで、賑《にぎ》やかに楽しくいただくことは、とてもいいことです。医学的には何の根拠はなくても、別に毒を食べているわけではありません。楽しく食事をするだけで、心が豊かになることには間違いないのですから。

大切なことは、巷にあふれる情報を盲信しないことです。すぐに新しいものに飛びつくことは、ときに危険性を含んでいることもあります。

コラーゲンやコンドロイチンといった毒にもならないものはいいですが、もしも体に悪影響を与えるものであったとしたら、それこそとり返しがつかないことになります。

安易に宣伝文句に惑わされることなく、自分自身の眼でしっかりとした情報を集めることです。そして科学的な根拠を知ったうえで、それらを楽しくとり入れればいい。「今夜はコラーゲンたっぷりのお鍋を食べたから、きっと明日はきれいな肌になっている」。そう思い込むだけで心の健康になるかもしれません。

「血液サラサラ」より大切なのは「バランス」

ちょっと遠い国の話ですが、アイスランドには動物が数多く生息していませんから、そこに暮らす人たちはおもに魚を食べています。

アイスランドの人たちのデータをとってみると、心筋梗塞や脳梗塞といった疾患が少ないことがわかります。これらの疾患は血液の流れが悪くなり、血管が詰まることによって生じるものですから、アイスランドの人たちは、血液がサラサラと流れているということを意味します。

よく光り物の魚を食べると、血液はサラサラになると聞きますが、医学的にもそれは実証されています。

やはり魚中心の食生活はすばらしい。そう思いますが、実は血液がサラサラであるがゆえに引き起こされることもあります。

アイスランドの人たちの死因のひとつに、出血死があります。もちろん大事故などによって相当な出血があれば、どんな人でも死に至ってしまいますが、彼らの場合は、それほどの大事故ではないにも関わらず、出血によって亡くなっています。たとえば転んで体を岩にぶつけてしまったとか、誤ってナイフで体のどこかを切ってしまったとか。

普通であればすぐに止血をすれば命にまで危険が及ぶことはありませんが、彼らはちょっとした怪我でも命を落とすことがあります。

その原因が、サラサラの血液にあるのです。

血管の内皮細胞からは、血液を固めないためのプロスタグランジンという物質が出ています。いわゆる血液の流れを良くするための物質です。しかしその一方では、血小板からは逆に血液を固めるような物質も出されています。

血液を固めない作用の物質と、血液を固めようとする物質。この2つの物質がバランスをとりながら血管は機能しているわけです。

ところが、血液をサラサラにしようと光り物の魚ばかりを摂取していると、血管の内皮細胞からは血液を止めないプロスタグランジンばかりが出てくるようになります。要するに血液を固まらせないような物質ばかりが出てきて、それに対抗する血液を固める物質が、極端に減少していく。その結果として、なかなか出血が止まらないような体になっていくわけです。

覚えておかなくてはならないことは、「血液サラサラ」があたかも健康の秘訣だと信じ込み、それに偏《かたよ》り過ぎてしまってはいけないということです。

私たちの体はつねにバランスをとりながら働いています。

どちらか一方に極端に振れることは、逆に健康を損なってしまいます。何ごともバランスが大事であり、そのバランスは人の基準ではなく、自分の基準をもつことが大切なのです。

栄養失調は身近に起きる

私たちの体はとても精巧なバランスを保ちながら機能しています。このバランスが崩れれば、必ずどこかに異変が生じます。

わかりやすい例が栄養失調です。

おそらく多くの人は、栄養失調という言葉を聞くと貧しい国の痩せ細った人たちを思い浮かべるでしょう。過度の栄養失調で、生命を維持することができない人たちは、残念ながら現実にたくさんいます。でも現代の日本では、それほど極端な栄養失調になることはないでしょう。

私が言っているのは医学的にいう栄養失調です。**これは極端に何らかの栄養が欠如しているという状態を指します。**

「今の時代に栄養失調？」と思うかもしれませんが、実はとても身近にある問題なのです。たとえ、とてもふくよかな体で栄養は十分に行き届いているように見える人でも、たとえば鉄分などが極端に不足していれば、それは栄養失調ということになります。

栄養のバランスは大切だと昔から聞くことですが、生活環境が多様になった今では、それもなかなか難しいようです。

昼食はいつもお蕎麦を食べるという人もいますし、週に4日はコンビニのお弁当を食べるという人もいます。とくに仕事をしている人は、忙しさのあまり昼食を抜いたり、また菓子類で間に合わせたりする人もいます。

しかし少なくとも、肉料理を食べた次の日には魚を食べるようにしたり、丼ものを食べるよりも、定食を食べるようにするなど、小さな心がけでバランスは保たれるものです。

そして何よりも、リンパの流れが悪くなる大きな原因のひとつが、栄養失調だと考えられています。

栄養失調は決して遠い国のこと、無縁な話ではないのです。

40歳を超えたら味噌汁を飲みなさい

私たち生理学の学者の間では「40歳までの医学に国境はない」という言葉があります。民族や環境は違っても、同じ内臓をもち、それぞれが同じ機能を果たしている人間には、患《わずら》う疾患にもそれほど違いはないということです。

食生活に関しても、40歳まではどのような食事にも対応が効くものです。日本人が欧米人のような食事をしていても、それを受け入れる力を体はもっています。

しかし、40歳を過ぎれば、明らかに腸内細胞の数は減少してきます。もともと体に住みついている腸内細菌の質は民族によって違いますから、細菌数が減ることで、体質の違いもはっきりと表れてきます。

つまり、日本人が40歳を過ぎても欧米人と同じ食生活を送っていたら、必ず体のどこかに負担がかかってくるということです。

それがもって生まれた体質というものです。

白米を主食にして、お味噌汁と焼き魚を食べる。野菜をてんぷらにしたり、根菜などを漬物にしたりして食べる。それは日本人が歴史のなかで育んできた食文化そのものです。

どうしてこのような食生活が延々と続いてきたのかというと、もちろん農業が主体であることや、島国ならではの食文化が発達したからです。そしてまた、そのような食生活が日本人の体に適していたからです。

これまでの長い食習慣のなかには、消えていった食文化も相当あるはずです。それはすなわち、日本人の体には適さなかったからです。

つまり食習慣というものは、長い年月をかけて行われてきた、先人たちの〝経験〟の結果であるとも言えるのです。

そう考えると、「風邪を引いたときには卵酒を飲めば治る」などのような言い伝えも、その真偽を実証した医師はいませんが、健康のためのヒントが隠されているかもしれません。もしも体に悪影響を及ぼすのであれば、そんな習慣はとっくに消えているでしょう。

医学というのは、「健康を害するもの」を研究対象にする学問なので、「健康に良い」とされるものは研究対象として目を向けられてきませんでした。

しかしこれからは、いいものに対するアプローチも必要になってくると私は考えています。

寿命が50歳で終わるのなら、世界共通の40歳までの医学だけで十分ですが、今は、100年を生きる時代です。そう考えると、日本人の体に必要なものは何かを追及していかなくてはなりません。

世界でも屈指の長寿国日本です。先人が培《つちか》ってくれた食生活に、もう一度目を向けましょう。その第一歩が、40歳を過ぎれば、白米と味噌汁の食事にしていこうという提案なのです。

第4章

心と生き方が美しい人になる

自分を知らなければ、自分の美しさはわからない

人間は不思議なもので、その人の生き方が必ず顔に表れてきます。ひとつの物ごとに一生懸命に取り組み、努力を惜しまないような人は、たとえ結果が伴《ともな》っていなくても、美しい表情をしています。

一方で、何ごとも中途半端で、その場しのぎで生きているような人は、どこか頼りない顔になっています。私は心理学者ではありませんが、初対面でその人の心は透けて見えるような気がします。

いくら表面的には美人でも、よこしまな心であったり、あるいは優しさや良心に欠けていたとすれば、それらは必ず、全部顔に出てきます。私だけでなく、ある程度の人生経験を積んだ人から見れば、心や生き方の美しさはわかるものです。

見た目の美しさというのは、たまたま遺伝子によって与えられたものに過ぎません。たまたま美人に生まれた。ただそれだけのことです。

しかも親から与えられた美しさが威力をもつのは、せいぜい20代だけのことです。見た目に左右される若いころには得をすることはあるかもしれませんが、30歳を過ぎれば、そんなことは重要ではなくなります。

いくら美人に生まれたところで、知性や教養、良識などをしっかりと身につけていなければ、表面的な魅力などすっかり色褪《いろあ》せてしまうものです。

では、どのようにしてほんとうの美しさを身につけていけばいいのでしょうか。

それは、自分自身をよく知ることからはじまる、と私は思っています。

自分のいい部分はどこなのか。自分のいけないところはどこなのか。そして、自分とはいったい何者なのか。「ありのままの自分」を知り、そして自己を否定せずに、しっかりと受け入れることができるかどうかです。

人はつい、自分の悪い部分にばかり目を向けてしまいます。自分は友だちよりも太っている。成績が悪い。モテない。話が面白くない……。こんな思いがコンプレックスとなって、ほんとうの自分の良さを見過ごしてしまいます。

コンプレックスのまったくない人などいません。もしも自分にはただのひとつもコンプレックスがないと言う人がいれば、その人は反対に強烈なコンプレックスを抱いているか、あるいは自分自身のことを何もわかっていないかのどちらかでしょう。

普通の人間であれば、いくつかのコンプレックスはあって当然です。努力によって変えられるものであれば、少しずつ変えていけばいいことですし、また努力しても変えることができないことについては、それもまた自分自身なのだと受け入れられるかどうかです。それはとても大切なことです。

良くも悪くも、これが今の自分です。そう心に思えた瞬間こそが、美しさへと進んでいくスタート地点なのです。

「3つの性格」が混ざり合って自分になる

人には生まれもった性格があります。これは遺伝子によって受け継がれた気質とも言えるでしょう。

これは「生来性格」と言って、なかなか変えることはできません。

ざっくりと分類すると、その性格は3つに分かれます。

ひとつは「粘着気質」と呼ばれるものです。

物ごとに強くこだわり、何ごとも徹底しなければ気がすまないという性格です。いわゆる完璧主義と言われる人です。

信頼もされますが、独善的になりやすい面もあります。研究者や芸術家、職人に多いのがこの性格で、私もこの性格が強いと自己分析しています。医学部の教授を見渡しても、ほとんどがこのタイプのようです。

もうひとつは「内閉性性格」と呼ばれるものです。

大勢でワイワイやるよりも、一人きりで過ごすことが好きな人で、友だちは多くなくても寂しいとは思いません。こういうタイプの子どもが小学校に入り、「友だち100人つくろう」などと先生に言われれば、相当なストレスになります。

そして3つめが「協調性性格」と呼ばれるものです。

みんなで一緒に騒いだりするのが好きで、いつも宴会の盛り上げ役です。一見すると人気者のようにも思えますが、実は本当の自分をわかってくれる友だちはいなかったりします。社会的には大切なピエロの役割を果たしているのですが、本人は意外と寂しい思いをしています。

このような性格を誰もがもっていますが、これはどれかひとつに当てはまるということではなく、いくつかの性格を、さまざまな割合でもっています。

そしてこれらの性格に、どういう性格の人によって育てられたかによって「神経質性性格」か「自己顕示性性格」（この2つを合わせて習慣性性格といいます）が加わって自分の性格がかたちづくられてきます。

自分はどの性格の要素が強いのか。そしてその性格を変えていきたいと思っているのか。どういう部分を長所として伸ばしていきたいのか……。折に触れて自分自身の心を客観的に見つめることは大切です。自分自身を客観的に見つめるという作業が、自分自身を知る道標になるのです。

自分を発見する方法

自分について考えるとき、方法は2つあります。

そのひとつは本を読むことです。

「自分はいったいどういう人間なのか」という問いは、古くから考えられてきました。人類の長い歴史のなかで、人間はいつもその答えを探し続けてきたと言ってもいいでしょう。そして多くの人たちは、自身の思索を書物として残してきました。時代も違えば価値観も違いますが、この問いへの探究は、すべての人間に共通するものだと私は思っています。

もしかしたら、遠い昔の1冊の本から、新しい自分を発見するかもしれません。自分の可能性は、自分の知らないところにも潜《ひそ》んでいるものです。

またもうひとつの方法は、自分の考えとは違う人たちと出会うことです。

自分の性格や価値観が近い人といれば、それはとても気楽なことです。何となくわかり合える安心感があり、大きくぶつかり合うこともありませんから、自分や相手の考えを問いつめることもないでしょう。

そのような安寧《あんねい》な関係は平穏ではありますが、そこだけに身を潜めていると、知らない間に自分の世界は狭くなっていきます。自分でも気づかない自分に目を向けることなど、できなくなります。

一方で「どうしてこの人はこんな考え方をするのだろう」「どうしてあの人はあんな言い方をするのだろう」と心のなかで反芻《はんすう》してみるような関係は、緊張感がありますが、大きな発見をもたらします。

それは他者について考えているようで、実は自分自身と向き合っていることだからです。

まず自分自身の心に問いかけることです。「自分はどうなりたいのか」「自分は何者なのか」と。

周りを褒めて、自分もきれいになる

褒められるほど女性は美しくなる、と言われています。プロのカメラマンたちは、一生懸命にモデルさんを褒めています。周りで聞いていると、何だか歯の浮くようなセリフに聞こえますが、言われているモデルさんたちはどんどん輝いていくようです。

これは、**ポジティブ・ストロークといって、褒められることによって満足感や承認という心の栄養をもらうことができるからです。**

気持ちがポジティブになれば、自信が湧いてきます。自分はきれいなのだと思い込めるようになります。こうした自信は表情に現れてくるものです。

「思い込み」という言葉は、あまり良くないこととして使われがちですが、決してそうばかりではありません。

褒めるということは、相手の心に自信という思い込みを生じさせることなのかもしれません。

褒め方にもいろいろありますが、私はイギリスで仕事をしているときに、これを学びました。

同僚の女性医師に対して「今日は素敵ですね」と挨拶代わりに言ったとき、その褒め言葉に対して突っ込んできたのです。

「ありがとう。でも、今日の私のどこが素敵なの？」

私は思わずあたふたしました。

「今日のブラウスの色はさわやかですね。スカートとの組み合わせがぴったりですね」「ヘアースタイルを変えましたね。とてもよく似合ってますよ」……。

このように、どこがどう素敵だと思ったのか、具体的なことを褒めなければ、ちゃんと相手を褒めたことにはならないのです。

相手を褒めるという行為は、必ず自分に戻ってきます。

たとえお世辞が混ざっていても、互いに褒め合うというコミュニケーションは、お互いの気持ちをポジティブにしてくれます。私も「大橋先生。今日のネクタイの色はとても季節感が感じられていいですね。よくお似合いですよ」などと褒められると、その日一日が気分良く過ごせたりしたものです。

また褒めるときは、必ず相手の眼を見なければ成立しません。もしうつむいて「今日は素敵ですね」と言ったところで、相手には伝わらないどころか、妙な誤解を与えることにもなりかねません。

褒めるということは、互いの視線をしっかりと合わせることで効果を発揮することなのです。

食事を一緒にしたり、あるいは相手と向き合っているときに、私はお尻の穴に力を入れることを勧めています。

お尻の穴、つまり外肛門括約筋に力を入れると、自然と背筋が伸びるように体

はできています。

そして背筋が伸びれば、視線は自然と相手と同じ位置になります。しっかりと目が合います。互いに目が合えば、会話は自然と生まれるものです。

会話は饒舌《じょうぜつ》に喋るだけではありません。しっかりと相手の眼を見て、相手の話に相槌《あいづち》を打つことが、大人同士の会話です。

褒められて嫌な人間などいません。褒められることで、誰もが自分は相手に認められたと思えることができます。

褒められる女性はどんどんきれいになっていきます。そのためにも、まずは自分からどんどん相手を褒めてみましょう。

ストレスでやけ食いする女性

毎日の仕事や人間関係、家事や育児などでストレスはたまるいっぽう……。そんなとき、つい「やけ食い」をしていませんか?

ストレスを感じた時、どうしてやけ食いをしてしまうのかは、すでに脳科学によって解明されています。

私たちは何らかのストレスを感じると、まずは脳の扁桃体《へんとうたい》という部分が活発に働きます。扁桃体は非常に重要な部分で、嗅覚《きゅうかく》以外の視覚、味覚、聴覚、触覚などのすべての感覚情報がこの扁桃体に集まっています。

そこに集められた感覚情報は、扁桃体によって、それが心地良いものなのか不快なものなのかを決定します。その決定に基づいて「感情」が生まれているわけです。

この扁桃体の影響をもっとも受けやすいとされる部分が、いわゆる「食欲中枢」です。

つまり、私たちが日々感じている「快」「不快」という感情は、つねに食欲中枢を刺激していることになるのです。

簡単に言えば、何らかのストレスがかかるたびに、食欲中枢が刺激されて、お腹がすいたような感覚を覚えるとも言えます。実際には胃のなかにまだ食物が残っているのに、お腹がすいたと脳が判断してしまうということ。あるいは、食べても食べてもなかなか満腹感にならないということです。そしてストレスを排除するまで食べ続けてしまうのです。

やけ食いをしても、何の解決にもならないことは頭ではわかっていても、つい食欲に負けてしまうのは、前頭前野という脳の機能が鍛えられていないからだと考えられます。

前頭前野はひと言で言えば、考えをまとめ、適切な判断をしてくれる部分です。

私たちはさまざまな状況を判断して、感情をコントロールして行動していますが、それは前頭前野の働きによるものです。

怒りの感情が生まれても、それをそのまま出さずに抑制できます。いわば人間としての理性を司っているのがこの前頭前野です。

子どものころにはなかなか感情を抑えることができません。喜びも悲しみも怒りも、湧いてくるがままに表面に出してしまいます。これが子どもっぽいということになるのですが、それは前頭前野がまだ十分に訓練されていないからです。自分自身に抑制を働かせることは、訓練によってしか身につかない力です。

私たちは小さいころから、「人に迷惑をかけないようにね」「相手の気持ちも考えてみましょう」などと親や教師に教えられてきますし、また大人になるにしたがって、我慢をすることや、何でも自分の都合通りに物事は運ばないことなどを経験して、前頭前野は発達してきます。すぐに「キレる」という行動は、前頭前野が十分に発達していないために表れる行動です。

こういった脳のメカニズムから考えれば、やけ食いをしてしまうことも、この前頭前野の発達と関係していると言えますが、意識的に抑制をすることは十分にできます。

ストレスを感じてすぐに食べ物を買いに走るのではなく、たとえば書店にでも寄ってみる。少し散歩に出かけ、周りの景色を眺めてみるなど、**一度冷静な自分に戻ることで、食欲中枢の働きから目を逸らすことは、誰にでもできることです。**

それでも、どうしても我慢ができないときには、友人を誘ってやけ食いにつき合ってもらいましょう。

一人きりで食べていれば、食欲中枢に支配されてしまいますから、友人に愚痴を聞いてもらいながら食べる。それだけでストレスは少し発散されますし、食欲もコントロールできるでしょう。

また話すという行為は前頭前野が働くということですから、友だちと話しながら食べている間は、自分の行為を判断することもできますし、また食べ過ぎて胃腸に負担をかけてしまっていることにも気づくはずです。

ストレスは、不快なものばかりではありません。とても楽しい状態で脳が興奮していることも、ストレスを感じていることになります。ですから、楽しい状況では、つい食べ過ぎたり飲み過ぎたりということが起こってしまいます。そんな経験は誰にでもあるでしょう。

体の負担を考えると決して食べ過ぎは良くありませんが、ストレスのメカニズムがわかると、その対処法もアイデア次第でいろいろ出てくるものではないでしょうか。

「闘争」より「逃走」する

私たちがもっている感情のなかでも、怒りの感情は人を醜《みにく》くさせます。怒りをコントロールすることは、厳しい修行を重ねた僧侶にも難しいことです。

しかし、その感情を表に出すどうか、理性をもって判断することは、大人であれば必要なことです。

私も今でこそ怒ることが少なくなってきましたが、医学部長をやっているときなどは、怒りを覚えることはしょっちゅうでした。頭に血が上って、つい怒鳴りたくなってしまう。そんなことがよくありました。

そういうとき、私はとりあえず、自分の教授室にこもるようにしていました。「立ち入り禁止」の札をドアにかけて、とにかく独りの時間をつくります。

そこで**自分の感情と向き合い、客観的な視点で見直してみる。そういう作業を**

していれば、少なくとも怒りを表面に出さずにすむものです。

家庭に帰れば、ときに夫婦喧嘩もします。長年連れ添った夫婦ですから、つい理性よりも感情が表に出てしまうものです。だいいち夫婦喧嘩は理屈で解決できるほど単純なものではありません。

そういうときも、私はすぐさまトイレに逃げ込むようにしていました。とにかく独りの空間に身を置くためです。

トイレに静かに座っていれば、10分もすれば怒りは収まってきます。感情に任せて相手に強い言葉を投げかけなくてもすみます。

「頭に血が上る」という表現がありますが、最高潮の怒りという表現でしょう。これは生理学的に言えば、交感神経の緊張を言います。

交感神経が異常に刺激されると、人間は2つの行為に走ります。

ひとつは「逃走」です。その場から逃げ出そうとする行動です。

そしてもうひとつは「闘争」です。怒りを覚えた対象に対して攻撃を仕掛ける

という行動です。

交感神経が強く刺激されると、手のひらに汗をかきますが、そういう現象がおこるのは人間とサルだけです。

このときに人間は空腹感など湧いてはきません。食べているどころではないと脳が知らせているのです。

手のひらに汗をかくほどの怒りを覚えたときには、まずはそこから「逃走」することです。

できる限り怒りを覚える対象から遠ざかって、一度気分を落ち着かせます。交感神経の緊張状態が長く続けば、それは精神的にいいはずがありません。

「闘争」よりも「逃走」です。

私たちの心はつねに、怒りの感情との戦いです。美しさと真逆にあるこの感情をコントロールすることは、心を整えることでもあります。

もし、どうしても感情が収まらないときは鏡の前に立つといいですよ。そこに映った醜い自分の顔を見れば、すぐに冷静になれるでしょう。

すっきりするケンカと、後をひくケンカの違い

お互いにストレスを抱えているご夫婦がいるとします。そんな夫婦に、「あなた方は、30分続けて夫婦喧嘩をしたことがありますか？」と聞いてみます。すると、ほとんどの答えは「ノー」です。これは恋人同士でも同じです。みなさんは30分間、互いの主張をぶつけ合うことができますか？ああだこうだと口喧嘩をすることができますか？

なぜ多くの人がそれができないかというと、どちらかが、それを避けようとするからです。どちらか一方が拗《す》ねて無言になって、おしまい。もしくは、どちらかがその場を逃げ出して、おしまい。

これは一見すると喧嘩が終わったようにも思えますが、**このような中途半端な喧嘩ほど後をひくものはありません。**

そのとき言えなかった不平や、理解されなかった不満が心のなかに残り、ストレスとなってたまっていきます。もちろん物を投げつけたり手を出したりしては絶対にいけませんが、**ときには喧嘩をしてみることも必要です。**

喧嘩をしているときには、交感神経が活発に働いています。つまり心の緊張状態が続いているのですが、この緊張状態は長くは続きません。

長時間にわたって交感神経が働き続けると、脳は「脳内麻薬」を出して、「もう、そろそろやめにすれば」と警告を発してくれるからです。

この脳内麻薬が出ることにより、「もう、いいか」という気持ちになるわけです。ひと言で言えば、喧嘩をすることに飽きてしまうわけです。

ここまでくれば、「くだらない理由で喧嘩になったものだ」「まあ、相手の言い分にも一理あるな」と思えるようになり、すっきりと喧嘩をやめることができます。

ケンカを飽きるまですることは、心の健康にもつながるわけです。

昔の嫁と姑《しゅうとめ》は、大きな声でいつも喧嘩をしていました。「あんな姑なんて、早く死んでしまえばいいのに」などと嫁は思っていても、いざ姑が亡くなってしまうと、嫁はすっかり元気をなくしてしまう。そういうことがよくあります。

これは、憎ったらしいと思いながらも、互いに喧嘩をすることでストレスが発散されていたからです。喧嘩をすることもなく、仲が良さそうな嫁と姑のほうが、大きなストレスを抱えている場合もあるのです。

嫌な相手ほど、脳内麻薬を出してくれるきっかけになります。ですから、自分と合わない人や嫌だと思う人、負けたくないと思う人などとも積極的に関わっていくことは大事なことです。

誰かれかまわず飽きるまでケンカをする必要はありませんが、嫌な人を避けていても何も生まれません。嫌な人とも関わってこそ、心身のバランスをとることができますし、それが自分自身を磨くことになるのです。

夢中になることで脳内麻薬を出す

私たちは、好きなことに夢中になっているときには自然と脳内麻薬が出ているものです。

好きなことをしている間は、食事を忘れたり、夜中でも起きていられるのは、脳内麻薬が出ているからです。

夢中になってやっている間は、たとえ少し生活リズムが崩れたとしても、できるだけやめないほうがいいのです。

健康を害するようなことがない限りは、徹底的にやったほうがいいと思います。

子どもが何かに夢中になっている様子を思い出してください。そのときの目は、とても輝いています。

でもそれが大人になると「そんなにやっても仕方がない」「これ以上は上手にならない」などいろいろな言い訳をつけて、中途半端で終わらせてしまうことが多いのです。しかしそれでは、「やり切った」という感覚を味わえないままです。

脳内麻薬がたくさん出ているときは、興奮して満足感を得ていますから、そういう時間はとても貴重なのです。

仕事でも趣味でもかまいませんが、時間が過ぎるのを忘れるようなものをもつことはとても大切です。

そんな時間こそが、ストレスを遠ざけ心身を強くします。それが夫婦や恋人同士でもてるならば、きっとケンカも大いに夢中になってやり切ることができると思います。これは美しい関係ではありませんか。

「女性ホルモン」をコントロールしてはいけない

女性の体には、子どもを産むというすばらしい機能が備わっていますから、出産を助けるために、非常に優秀なホルモンを分泌しています。それが卵巣から排出されるエストロジェンというホルモンです。

このエストロジェンは、女性の体をさまざまな危険から守ってくれます。

たとえば、コレステロールが高くならないようにコントロールしてくれますし、また出産のときに、長時間いきんでも血管が切れることがないのは、この女性ホルモンがガードしてくれるからです。

ところが、年を重ねるにしたがって、女性ホルモンは徐々に減っていきます。やがては閉経を迎えることになり、エストロジェンが分泌されなくなります。

そうなったときに、これまでと同じような食生活をしていれば、体のどこかに変調をきたします。コレステロールの値も高くなりますし、脳や心臓の血管にも負担が増えてきて、男性と同じような疾患を患うことも多くなってくるのです。

さて、この女性ホルモンですが、巷では「美人ホルモン」などと呼んで、女性の美しさとリンクさせて考えている人が多いようです。

「最近、肌がガサガサしてきたのは、きっと女性ホルモンが減少してきたからだわ」「女性らしい体つきになるために、女性ホルモンを補充しなければ」……などと考えて、具体的な疾患もないのに、注射などで女性ホルモンをとり入れようとする人がいます。

これは大きな勘違いで、絶対にやってはならないことです。

たとえば、更年期障害の症状がひどい人に対しては、ホルモン補充療法といって、直接注射をすることはあります。更年期の症状を改善するためには必要な処置です。

しかし、これも副作用が出てくる危険性もあります。たとえば、乳ガンなどです。更年期障害を緩和するためにするホルモン補充療法ですが、その裏側には乳ガンの危険もはらんでいるのです。

また、一時期、女性誌などで話題になった**低用量ピルもやめたほうがいいでしょう。**免疫異常など副作用の危険もありますし、また血栓ができやすくなる可能性もあります。

すべての人に副作用が出るとは言いませんが、少なくとも脳血栓などのリスクは生じます。年を重ねるほどに、それらのリスクは高まっていきます。

副作用がない薬などないのです。

女性ホルモンについては、まだ解明されていないことがたくさんあります。自分でホルモンをコントロールしようなど、医師にもできないことですから、決してやってはいけないことなのです。

コンプレックスは、美容整形では解消されない

「もっと肌にハリがほしい」
「シワやシミを取って、美肌になりたい」
「二重瞼《まぶた》にして、もっと美人に変身したい」

このような欲求は、女性なら一度は抱いたことがあるでしょう。最近ではそういう美しさを求めて、手軽に美容整形に走る女性が増えているようです。

そこにはあまりにも薄っぺらな美の追求があるような気がします。

本来の美しさは、そんな表面的なものではありません。顔かたちなどではなく、もっと奥底からにじみ出てくるようなものこそが、人間の美しさです。

そのような美しさは、自分に対する自信や、一生懸命に生きているという満足感によって支えられています。

遺伝によって与えられた美が効力を発揮するのは、せいぜい20代くらいまででしょう。30歳を超えれば、表面的な魅力よりも、その人の内面がもっている美しさが全身に表れてきます。だからこそ内面を磨くことが大切だと、古今東西、さまざまな本や映画などで語られているわけです。

私の教え子の女性の医師は、毎日のようにオペをこなしています。日々の診察ばかりでなく、急患のオペもありますから、いつも病院内を駆け回っています。彼女が身につけるものは白衣だけ。アクセサリーなども医療現場ではつけることはできません。髪の毛にも気を遣う暇はありません。

「忙しくて、お化粧をする暇もないだろう」

あるとき私は彼女に言いました。すると彼女は、にっこりとほほ笑んで言いました。

「外科のドクターになってから、私はお化粧をしたことはありませんよ」と。

彼女は30代ですが、私は心の底から彼女を美しいと思いました。オシャレなファッションに身を包むこともなく、流行の髪型をしているわけでもなく、お化粧もしていませんが、彼女からは何とも言えない美しさがにじみ出ています。

自分が目標とする仕事を一生懸命にこなし、社会に役立ちたいと思っている。自分が選んだ道を、自分の力で歩んでいる。そのような自信と満足感が、人を輝かせるのです。

これは何も女性だけの話ではありません。男性も同じことです。たとえハンサムとは言い難い容姿であっても、何かに真剣に取り組んでいる男性は、必ず女性の眼から見ても魅力的に映ります。見た目は俳優のようでも、何の努力もせず、人生の目標ももっていない人は、話していてもすぐに飽きてしまうでしょう。

男性でも女性でも、みんな魅力的な人と関わりたいと思っています。男性も女性も、心が魅力的な人は、同じように心が魅力的な相手とおつき合いをしたいと願っています。それには理由があります。**魅力的な人とつき合いたいと思っている人は、相手と同じくらいに自分を磨いていきたいという向上心があるからです。**

とくに結婚相手となれば、何十年というつき合いになりますから、外見的な美しさは、お互いに３か月ではがれ落ちてしまうものです。そこから先の数十年という歳月を支えるものが、心の魅力です。

美容整形をする女性たちは、一見すると容姿にコンプレックスを抱えているようにも見えますが、実はそうではありません。彼女たちが抱えているのは**容姿のコンプレックスではなく、自分に自信がもてないという欠乏感です。**

目の前に打ち込めるものがない。これだけは負けないというものがない。社会のために役に立っているという実感もなく、明確な人生の目標をもっていない。もっと言うなら、今までにそれを見つけようとする努力を怠ってきたことが、欠乏感をつくっているのではないでしょうか。それをごまかすために、手っ取り早く美容整形に走っているように思えてなりません。

私は医師として、美容整形を医療とは認めていません。もちろん火傷《やけど》の跡が残っていたり、大きなホクロがある場合には、医療として治療することは大事なことです。しかし、ただ単純に鼻を高くしたいとか、二重瞼にしたいという患者さんに関しては、鼻筋をすっきりさせることより、もっとやるべきことがありますよ、もっとあなたの人生で大切なことを見つける努力をしてください、と語りかけることこそが、本来の医療だと思っています。

コンプレックスは、誰かによってとり除かれるものではありません。

自らの力で立ち向かって、自分自身がとり除いていくものです。これは簡単ではないからこそ、本当の美しさがそこに宿るのです。

愛されて年を重ねるために

「穏やかで、いつも余裕がある大人の女性になりたい」

「可愛いらしいおばあさんになりたい」

これは多くの女性が抱く「未来の憧れの姿」だそうですが、「好々爺《こうこうや》」という言葉がある通り、人は年を重ねると穏やかになると思われているようです。

ところがこれは大きな勘違いです。

脳のなかには理性を司る前頭前野という部分がありますが、この前頭前野が正常に働いていているからこそ、私たちは理性的な行動をとることができます。頭にきてもぐっと堪《こら》えたり、相手を殴りたいと思っても、何とか理性で回避することができます。

ところが、年を重ねるにしたがって、脳の細胞はどんどん減少していきますから、こうした理性的制御もどんどん薄れていきます。つまり、感情が直接的に言動に現れたり、我慢をするという機能が衰えていきます。

年を重ねれば穏やかになるというのではなく、その人のもって生まれた本性が現れてくるというわけです。

「子ども還り」という言葉はご存じでしょうか。還暦近くになって現れる現象で、子どものころに戻っていくということです。

子どものころ、とてもやんちゃで、友だちにすぐに手が出てしまうような乱暴な子どもでも、大人になって社会のなかで揉まれるうちに、理性的になっていきます。そうでなければ社会生活は営むことはできません。

脳細胞が活発に働いている時期は、こうした理性が自分をコントロールしてくれますが、還暦を過ぎたころになると、それまで姿を消していた「やんちゃな自分」が、ひょっこり顔を出しはじめるわけです。

たとえば、とても穏やかで、めったに怒ることのないお婆さんは、もともと穏やかな性格の人だったということです。

またもし、若いころにテキパキと部下に指示を出していたような人が、年をとって、人が変わったようにのんびりとした性格になったとしたら、それはもともとのんびり屋さんだったということです。

このように、私たちがもって生まれた性格は、社会的な立場や経験で現れ方が違ったとしても、それは一時的なもので、結局は生来の自分の姿に戻っていくわけです。

「それなら、人としての成長がないのでは？」

そう思う人もいるかもしれません。暴力的な子どもは、結局は暴力的なお年寄りになるのか。神経質だった子どもは、やっぱり神経質なお年寄りになるのか、というと、それは違います。**なぜなら、私たちは生きていくなかでたくさんの学習体験を積み重ねているからです。**

根本的な性格はなかなか変えることはできませんが、言動は学習によって変えることができます。あるいは書物などを読むことで、自らの言動を見直していくこともできます。

つまり、私たちは、生き方次第で自分のコンプレックスや悪いクセ、見たくない自分など、どんどん変えていくことができるのです。

これからたくさん年を重ねていったとき、たくさんの笑顔に囲まれていたいと思いませんか。みんなが寄ってきてくれるような人間になっていたいと思いませんか。

魅力的で可愛い年の重ね方をしたいと願ったとき、そのときから、可能性は広がります。これまでの経験から、自分自身をじっくりと見つめなおし、心を磨く努力を惜しまないことです。自分らしい生活を心がけ、自分らしい生き方とは何かを考え続けることです。それこそが人生ではないでしょうか。

健康な体にこそ健全な精神は宿ります。言い古された言葉ですが、それが人間としての真理なのでしょう。

「100年の人生設計」が、今の自分を輝かせる

私は長い間、医学に携わってきましたが、私が学生のころには学ぶことのなかった医学が3つあります。

そのひとつは「更年期の医学」です。寿命が60歳ほどだった時代は、更年期障害が出はじめるころには、もう死期が近づいているという認識でした。体のあちこちに不具合が出ても当たり前だと思われていたので、更年期障害の医学は置き去りにされてきたのです。

昨今では、更年期はあくまでも通過点で、それから何十年という寿命が残されています。

とくに女性は更年期障害を克服してから、また新しい人生がはじまるという考えが主流になってきましたから、更年期医学は目覚ましく発展していきました。

更年期障害の研究が進むにしたがって、男性にも更年期障害があるというのが定説になっています。

たとえば男性ホルモンが低下してくれば、とたんに筋力は落ちていきます。筋力が衰えるスピードは、男性のほうが女性よりもはるかに早い。男性のほうが筋肉の割合が多いために、それが減少するスピードもまた速くなるのです。

60歳を過ぎてくると、急激に足が細くなる男性がいますが、こういう人は女性よりも骨粗鬆症《こつそしょうしょう》になる危険性は高いのです。脂肪が多い女性のほうが、極端に足が細くなることは少ないのです。

また、もうひとつの医学は、いわゆる「生きがい医学」と呼ばれるものです。かつては60歳前後までは一生懸命に仕事をし、仕事ができなくなれば、やがてはお迎えがきたという時代です。ですから、ことさら「生きがい」を意識しなくても、自分なりの仕事をまっとうして、人生を終えることができました。これはある意味では幸せな人生だったかもしれません。

しかし今はそういう時代ではありません。

たとえば60歳で定年を迎えたとしても、そこから20年、30年という人生が待っています。育児を終えて子どもたちが独立してからも、30年、40年という年月を生きていくことになります。

そう考えれば、**60歳以降にも、実にさまざまな人生を創造することができるわけです。**だからこそ、「生きがい医学」というように、人生を精神的にもサポートするような医学が発達してきたのでしょう。

そして最後には「死の医学」です。漫然と寿命を延ばすだけでなく、個々人が納得できるような死を考えるための医学です。末期ガンの患者さんに対する緩和医療などをはじめとして、延命治療の考え方や死のとらえ方などを、医師は患者さんとともに考えていきます。

これら「更年期医学」「生きがい医学」「死の医学」は、まるでお年寄りだけのものだと思うかもしれませんが、決してそうではありません。30歳代、40歳代の若いころの生き方が、結局はこれらに影響を及ぼすことになります。

若いころには多少の無理がきくものです。食生活さえも、それほど気にしなくても健康を保つことができるでしょう。しかしどこかで数十年後の自分を意識しておかないと、強烈なしっぺ返しを食うことになります。

30代や40代をどのように過ごすかによって、確実に人生後半の生き方が決まってくるのです。

美しくありたい。そう願うのは当たり前のことですが、もし表面的な美しさばかりにとらわれていると、ほんとうの美しさを見失うことにもなっていきます。

もしも今、あなたが30歳代であるのなら、自分と比べるべき人は、同じ30歳代ではありません。

自分の母親の年齢や、自分のお婆さんの年齢の女性に目を向けてみることです。
自分の母親を一人の女性として、一人の人間として見つめてみてください。少し距離を置いてみると、きっとそこには、あなたがこれから必要になる知識や解決法がたくさん見つけられるはずです。

お婆さんの顔に刻まれたシワの美しさに気づいてください。自分が目標とすべき女性を見つけてください。そして、その先輩から人生を教わることです。きっとあなたの周りには、師となる美しい女性は必ずいるはずです。

同年代の女性と比べて、ちょっと若く見える女性を羨《うらや》ましく思ってしまう。スタイルのいい女性に憧れて、無理をしようとしてしまう。果たしてそこに本当の充実感があるかどうか。あなたが心から求めている答えがそこにあるでしょうか。

あなたが望んでいる美しさは、あなたの生き方につながっているでしょうか。

あなたの生き方は、あなたが一生のものとして、今もこれからも追い続けるに足るものでしょうか。

美しくあるために本当に必要なこととは何か。それを問い続けることで、女性はどんどんきれいになっていくのだと私は信じています。

おわりに

拙著をお読みいただきありがとうございました。

なぜ私がこのような考え方にたどり着いたのかをご理解いただくために、私の経歴を少し述べさせてください。

私は茨城県水戸市の生まれで、父親は明治生まれ。信州大学医学部を卒業すると同時に恩師、東健彦先生（元東京都知事東龍太郎先生のご次男）の主宰する第一生理学教室に入局しました。

選択の理由は「自分のしてみたい分野より、師を選んだ」というのが本音です。先生は医学部の教授のなかでも異彩を放ち「こんな切れ者の先生がいるのか」と驚くほどの方でした。よけいな口を叩かず医学部の生理学を定められた時間のなかで、必要かつ十分に、しかも完璧に話す人でした。

私はイギリスのベルファストクイーンズ大学、アメリカのＮＩＨ研究所への留学を除けば、すべて信州大学医学部に奉職しておりましたので、ほぼ40年近くこの松本の地で生理学の教育・研究を行ってきたことになります。

恩師にならって「大学の講義は、学生に何か訴えるものがないといけない」という考えのもとに、私はこれまでの講義を行ってまいりました。すなわち、教科書に書いてあるものをそのまま読んだり、どこかに書かれているものをそのまま写してくるのではなく、自分が学んだことを噛みくだき、知識は知識として伝授し、さらにその上に教える人の哲学や考え方を交えないと、大学の講義とは言えないのではないかと考えてきました。

ひと言で言えば、研究で培った新しいものをつくり出すクリエイティブな感覚が加わらないと、大学の教育とは言えないというのが私の哲学です。

同時に大学のもうひとつの重要な使命は、可能性を秘めた有為な人材を数多く社会に送り出すことにあると思います。

そのためには、知識と技術の伝授だけの教育では不十分です。情熱をもって世界に冠たる独創的な研究に自ら励み、その後ろ姿で無言の内に教える教育を失った場所は、もはや大学と呼ぶことはできないのではないかと思っています。

こうした視点に立って、大学で「人間の美しさとは」という講義をしているつもりで書かせていただいたのが、この拙著であります。多少理屈っぽかったことと、本音を吐露させていただいたことをご容赦いただければと思います。

最後になりますが、担当編集者の廣済堂出版の真野はるみさん、編集協力の網中裕之さん、装丁の高瀬はるかさんにこの場を借りて御礼申し上げます。

2015年3月吉日

信州大学名誉教授
信州大学医学部特任教授　メディカル・ヘルスイノベーション講座
大橋俊夫

大橋俊夫（おおはし　としお）

1949年茨城県水戸市生まれ。

医学博士。日本リンパ学会理事長。信州大学名誉教授。信州大学医学部特任教授（メディカル・ヘルスイノベーション寄附講座）。1974年信州大学医学部医学科卒業後、英国ベルファストクイーン大学講師（生理学）を経て、2003年より5年間、信州大学医学部長。2006年から2008年全国医学部長病院長会議会長を歴任。2001年より日本リンパ学会理事長を務め、本邦のリンパ学研究の推進に専念。専門は循環生理学。著書に『体験に学ぶからだのはたらき』(医学書院)、『リンパを流すと健康になる』『腸のリンパを流せば、病気が逃げ出す』（ともにPHP研究所）など多数ある。

編集協力　網中裕之
ブックデザイン　高瀬はるか
イラスト　yosico
DTP　三協美術

年を重ねて美しくなる人の暮らし方

リンパを流して体と心を整える

2015年5月4日　第1版第1刷

著者　大橋俊夫
発行者　清田順稔
発行所　株式会社 廣済堂出版
〒104-0061 東京都中央区銀座3-7-6
電話　03-6703-0964（編集）　03-6703-0962（販売）
Fax　03-6703-0963（販売）
振替　00180-0-164137
URL　http://www.kosaido-pub.co.jp

印刷・製本　株式会社廣済堂

ISBN 978-4-331-51939-4 C0095